DIGIUNO INTERMITTENTE
PER DONNE

GUIDA ESSENZIALE AL D.I. UTILE A RESETTARE LE VECCHIE
E CATTIVE ABITUDINI ALIMENTARI MIGLIORANDO LA
QUALITA' DELLA TUA VITA, PROMUOVENDO L'AUTOFAGIA
METABOLICA E LA PERDITA DI PESO, CON L'AIUTO DI UNA
RITROVATA ENERGIA

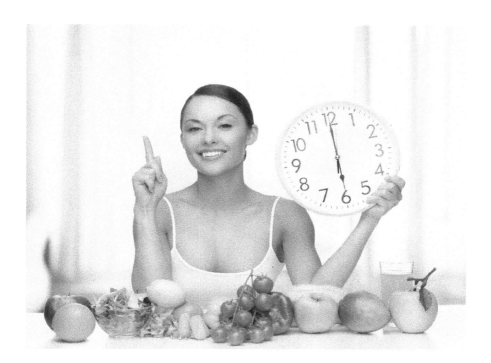

JENNYFER LOWEZ

© Copyright 2021 – Penny Craig
Tutti i diritti riservati.

Sommario

INTRODUZIONE

Il digiuno, per essere chiari e inequivocabili, è completamente diverso dalla fame. La fame è l'astensione occasionale dal cibo. Non è né voluta né regolata. Le persone affamate non hanno idea di quando e dove avranno il loro prossimo pasto. Succede in tempi di guerra e di siccità, quando il cibo è insufficiente. Il digiuno, invece, è l'astensione volontaria dal cibo per motivi spirituali, di salute o altro. Il cibo è disponibile liberamente ma si sceglie di non consumarlo. Non importa quale sia la giustificazione per l'astensione, una distinzione fondamentale è che il digiuno è volontario. La fame e il digiuno non dovrebbero mai essere confusi e i termini non dovrebbero mai essere usati in modo intercambiabile. Il digiuno e la fame vivono ai lati opposti del mondo. È la differenza tra correre e guidare quando si è inseguiti da un leone. Le forze esterne ti impongono la fame. Al contrario, il digiuno può essere fatto per qualsiasi periodo, da poche ore a mesi interi. Puoi scegliere di iniziare o terminare un digiuno in qualsiasi momento e per qualsiasi motivo, la decisione è sempre e solo nelle tue mani.

Il digiuno non ha una durata tradizionale - perché è solo la diminuzione del numero di pasti, stai digiunando praticamente ogni volta che non ti nutri. Per esempio, in un arco di 12 ore circa, potresti digiunare tra la cena e la colazione. Il digiuno dovrebbe essere visto in questo modo come una parte della vita quotidiana. Prendete la parola colazione. La parola si riferisce al pasto della "rottura del digiuno", che si fa ogni giorno. La parola stessa riconosce chiaramente che il digiuno è fatto quotidianamente, lungi dall'essere una forma di punizione

DIGIUNO INTERMITTENTE PER DONNE

crudele e insolita, anche se solo per una breve durata. Non è una cosa strana, ma una parte della vita quotidiana.

Anche se il digiuno è stato osservato per millenni e stato ampiamente dimenticato come terapia dietetica. Non ci sono praticamente libri al riguardo. Pochi siti web sono dedicati al digiuno. I giornali o le riviste non ne fanno praticamente menzione. Anche il suo solo nome attira molta incredulità. È un nascondiglio ben conosciuto. Perché l'hanno fatto?

Le grandi corporazioni alimentari hanno lentamente cambiato il nostro modo di concepire il digiuno attraverso l'influenza delle pubblicità. Invece di essere una tradizione purificante ed equilibrata, è ora visto come qualcosa da odiare e da evitare a tutti i costi. Il digiuno era incredibilmente negativo per gli affari, dopo tutto vendere cibo è difficile se la gente non ha intenzione di mangiare. Il digiuno è stato lentamente isolato infine vietato. I funzionari della nutrizione affermano che anche la mancanza di un solo pasto avrà conseguenze disastrose per il benessere.

Queste pubblicità sono nei libri ovunque, alla radio, sul giornale. Sentirli più e più volte crea l'illusione che siano assolutamente veri e scientificamente provati. È vero l'esatto contrario. Non c'è assolutamente nessuna correlazione tra il mangiare sano e la buona salute.

A volte i funzionari cercheranno di convincervi che sarete sopraffatti dalla fame, che il digiuno non è facile e quasi impossibile da fare. L'ironia qui è anche l'esatto contrario.

La scienza del digiuno

Per la maggior parte della fauna selvatica, i cicli di pioggia e siccità sono la norma. I nostri lontani antenati non mangiavano quattro o cinque pasti al giorno. Invece, attaccavano, si abbuffavano, mentivano e poi dovevano sopravvivere senza trovare nulla da mangiare per lunghi periodi di tempo. In un mondo di scarsità, i nostri corpi e il nostro DNA sono stati forgiati, scanditi da periodiche abbuffate di massa.

Oggi le cose sono ovviamente molto diverse. Mangiamo sempre qualcosa. Il digiuno (l'astensione volontaria dal cibo) è visto come qualcosa di piuttosto eccentrico da fare, per non dire dannoso. La maggior parte di noi si aspetta di mangiare almeno tre pasti al giorno e di fare, pure, uno spuntino. Pascoliamo lontano dai pasti e dagli spuntini; un cappuccino al latte qui, un biscotto occasionale là, o forse un frullato perché è "più sano".

Una volta i genitori dicevano ai loro figli di non mangiare tra i pasti. Quei giorni sono finiti. Una recente ricerca negli Stati Uniti, che ha misurato le abitudini alimentari di 28.000 bambini e 36.000 adulti negli ultimi 30 anni, ha scoperto che la quantità di tempo trascorsa tra quelli che i ricercatori hanno timidamente descritto come "tempi del cibo" è diminuita in media di un'ora. O per dirla in un altro modo, la quantità di tempo che passiamo a "non consumare" è diminuita drasticamente negli ultimi decenni.

La convinzione che mangiare poco e spesso sia una "buona cosa" è stata guidata in parte dai produttori di caramelle e dai libri sulle diete, ma anche l'istituzione medica ha dato il suo sostegno. Il loro argomento è che mangiare molti piccoli pasti è meglio perché è meno probabile che abbiamo fame e ci ingozziamo di cibo spazzatura ad alto contenuto di grassi in questo modo. Posso capire il punto, e ci sono stati studi che suggeriscono che mangiare piccoli pasti ha spesso benefici per la salute, a patto che non si finisca per mangiare di più. Ma questo è solo quello che succede nel mondo reale.

Facendo uno spuntino, non sembra che si voglia dire che consumiamo meno al momento del pasto, si stimola solo l'appetito.

Che cos'è l'autofagia?

L'autofagia è un processo fondamentale nelle cellule del corpo coinvolto nell'eliminazione dei prodotti di scarto e nel mantenimento della cellula. L'autofagia può essere divisa in due categorie: Macroautofagia e Microautofagia.

La macroautofagia è responsabile dell'eliminazione dei piccoli organi danneggiati e degli aggregati proteici oltre le membrane della cellula.

Regola importanti funzioni cellulari come la segnalazione intracellulare, l'omeostasi, l'organizzazione delle proteine nel reticolo endoplasmatico (ER) ha (ER ruvido) ribosoma, la biogenesi del ribosoma e la mitosi durante lo sviluppo. Difetti nella Macroautofagia possono essere associati a molte malattie umane, tra cui disturbi neurodegenerativi, cancro e disturbi cardiovascolari.

La microautofagia (a volte chiamata "autofagia attraverso la degradazione" o "degradazione autofagica") è responsabile dello smaltimento di piccoli organi e proteine danneggiate nel citoplasma della cellula. Partecipa all'omeostasi ER (funzione di chaperon ER), alla mitosi durante lo sviluppo e alla sintesi proteica. Difetti nella microautofagia possono essere associati a molte malattie umane, tra cui disturbi neurodegenerativi, cancro, malattie infettive, artrite indotta da collagene, artrite reumatoide e altre.

Alcune ricerche attuali suggeriscono che l'autofagia è un processo di degradazione nelle cellule eucariotiche, che comporta la degradazione di massa del citoplasma e degli organi della cellula. I componenti principali del citosol e degli organelli sono fagocitati in vescicole a doppia membrana chiamate autofagosomi, che poi si fondono con i lisosomi per formare autolisosomi a membrana singola.

All'interno di queste vescicole contenenti organelli c'è un secondo strato di membrane chiamato membrana di isolamento (o fagoforo). Questa membrana di isolamento alla fine si rompe per rilasciare il contenuto della vescicola nel lisosoma.

Scopri di più su questo nelle prossime pagine.

CAPITOLO:1

Digiuno Itermittente...cos'è

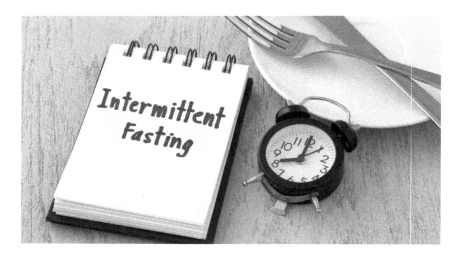

L 'Intermittent fasting o Digiuno Intermittente è più un modello alimentare che una dieta. In molti casi, devi solo cambiare gli orari in cui mangi. Il nome deriva dal fatto che è necessario alternare periodi di alimentazione e periodi di digiuno.

L'aspetto migliore del digiuno intermittente è la sua flessibilità. Puoi personalizzare i tuoi periodi di digiuno in base al tuo programma. Da tale personalizzazione derivano alcuni dei modelli di digiuno più comuni come 16:8, 5:2, OMAD, ecc.

Inoltre, il digiuno intermittente non richiede di tenere traccia delle calorie o dei macronutrienti. Tutto quello che devi sapere sono alcuni degli alimenti da evitare in base alla tua età, così come quando dovresti digiunare o mangiare.

Come tale, il digiuno intermittente è diventato incredibilmente popolare di recente e molte persone lo hanno usato come un modo semplice, conveniente ed efficace per ridurre il grasso corporeo. Questa tendenza alla dieta porta con sé anche molti benefici per la salute come una migliore salute metabolica, una maggiore longevità e un sistema immunitario più forte, oltre alla perdita di peso.

Il più grande equivoco su questa dieta specifica è il fatto che sembra malsana e innaturale. Dopotutto, quanto è salutare saltare i pasti? Anche se sembra controintuitivo, vale la pena ricordare che tutte le diete ruotano attorno al muoversi di più e mangiare di meno. È più facile di quanto pensi e molte persone hanno ottenuto risultati migliori grazie al digiuno intermittente rispetto a qualsiasi altro metodo di dieta.

Storia del Digiuno Intermittente

I nostri antenati, in quanto antichi cacciatori-raccoglitori, non riuscivano a mangiare tanto quanto noi e non avevano la tecnologia o le conoscenze per conservare il cibo per lunghi periodi di tempo. Pertanto, dovevano accontentarsi di ciò che avevano. Frutta e verdura non saziavano a sufficienza, per non parlare del fatto che non erano disponibili in grandi quantità o tutto l'anno. Anche gli animali erano difficili da cacciare e la loro carne durava ancora meno. Gli umani di allora dovevano alternare periodi di abbondanza seguiti da lunghi periodi di fame. Questo finché non abbiamo scoperto l'agricoltura.

Che cosa significa per noi? Il nostro corpo si è evoluto nel corso di migliaia di anni per preservare l'energia dal cibo che mangiamo. Essere efficienti dal punto di vista energetico ha un costo. Anche ora, il tuo corpo pensa ancora di essere in un'epoca in cui il cibo scarseggia e ogni volta che mangi, il tuo corpo fa del suo meglio per conservare tutta quell'energia immagazzinata come grasso per prepararsi al giorno in cui potresti dover andare avanti senza mangiare per giorni. Sfortunatamente, quel giorno non arriverà mai e continuerai ad allargarti. Pertanto, è meglio digiunare ogni tanto per lasciare che il tuo corpo disperda un po' dell'energia extra.

Aspetti da considerare

Il digiuno intermittente ha molti vantaggi, ma non è così semplice come pensi. È necessario tenere a mente alcuni avvertimenti.

Il digiuno intermittente funziona meglio se si ha un'assunzione di liquidi sufficiente. Mentre il tuo corpo è efficiente nell'immagazzinare energia, non è altrettanto efficiente nell'immagazzinare liquidi.

Bevi molta acqua per assicurarti che il tuo corpo abbia abbastanza liquidi per rinfrescarlo di nuovo. Se hai sete, significa che sei già disidratato. Cerca di sviluppare l'abitudine di bere acqua subito dopo il risveglio, idealmente 500 ml di acqua, perché è il momento in cui il tuo corpo è più disidratato. Durante il giorno, puoi bere tè o caffè senza zucchero, ma con parsimonia senza zucchero o latte.

L'acqua ha molti benefici chiave per la nostra salute. Può aiutare il tuo corpo a mantenere un buon livello di concentrazione nel sangue, il che significa pelle e organi più sani, nonché una maggiore capacità di combattere malattie e infiammazioni.

È necessario consumare in media tre litri al giorno, due dei quali possiamo ricavare dall'acqua potabile e il resto dal cibo che mangiamo. Potrebbe essere necessario bere di più se vuoi disintossicare il tuo corpo o quando perdi molti liquidi in quel particolare giorno, a causa di diarrea o esercizio fisico, o in quel periodo del mese. In tal caso, potrebbe essere necessario consumare fino a quattro litri al giorno. Se stai digiunando, quattro è il numero magico perché devi compensare il cibo che non mangi. Il tuo corpo si libererà comunque del liquido in eccesso, quindi non devi preoccuparti di bere troppo. Se non altro, bere un po' troppa acqua dà al tuo corpo l'opportunità di eliminare le tossine in esso contenute grazie alle frequenti tappe al bagno. Quindi, bevi molto e frequentemente.

Alcune persone potrebbero avere la cattiva abitudine di non bere molto spesso e finirebbero per sentirsi malissimo a causa della disidratazione. Quindi, se stai lottando per bere abbastanza acqua, cerca sempre di avere un bicchiere d'acqua nelle vicinanze. Continua a bere il più spesso possibile e alla fine diventerà un'abitudine. Dovresti iniziare a sentirti meglio.

Per quanto riguarda ciò che mangerai, entreremo più nel dettaglio in seguito. Ma, per farla breve, puoi continuare a mangiare come facevi prima. Hai solo bisogno di modificare la quantità di assunzione per creare un deficit calorico. Questo viene fatto mangiando solo durante un determinato periodo di alimentazione.

Inoltre, dovresti assicurarti di avere abbastanza energia. Comprendiamo che vuoi perdere peso molto velocemente combinando il digiuno intermittente con la dieta. Questo è fondamentalmente sbagliato. Vuoi sentirti bene e questo significa che hai bisogno di energia sufficiente per sostenerti. Quindi mangia normalmente quando mangi e perdi peso quando digiuni.

Ciò che mangi dovrebbe essere equilibrato, senza quindi rinunciare alla tua amata bistecca, hamburger o pizza. Invece, devi solo integrarli con altri alimenti per bilanciare i tuoi pasti. In questo modo, puoi ottenere tutti i nutrienti di cui il tuo corpo ha bisogno pur continuando a soddisfare le tue papille gustative.

Le donne dovrebbero anche ascoltare i loro corpi in quanto hanno alcune esigenze più specifiche. Ciò significa che a volte non possono seguire l'esatto regime di digiuno per un motivo o per l'altro. Devono seguire una versione modificata che sia accessibile. Ancora una volta, c'è solo una regola per il digiuno intermittente. Salti un pasto (o due... o tre) e mangi normalmente senza cercare di compensare i pasti persi.

Il digiuno è molto semplice. C'è un momento in cui devi mangiare e momenti in cui non puoi farlo. In effetti, se salti la colazione, praticherai la tradizionale forma di digiuno intermittente 16:8. È così facile. Tuttavia, è necessario che lo stomaco e l'intestino siano vuoti prima di poter trarre vantaggio dal digiuno. Ciò significa che il tempo senza cibo deve essere abbastanza lungo da consentire allo stomaco e all'intestino di elaborare l'ultimo pasto e poi di spegnersi. Solo allora inizia l'autopulizia e la guarigione.

Il tempo minimo perché ciò accada sarebbe tra le 12 e le 14 ore. Da questo numero magico derivano molte forme di digiuno intermittente che puoi esplorare per scoprire cosa funziona per te. Dovresti ascoltare il tuo corpo e sperimentare un po', in questo modo scoprirai quale metodo di digiuno ti si addice meglio.

Nel complesso, ci sono tre forme comuni di regime di digiuno intermittente. Poiché il digiuno intermittente riguarda principalmente quando dovresti mangiare, ovvero gli orari, puoi essere flessibile. Se lo desideri, puoi anche creare la tua routine, purché ci sia abbastanza tempo perché il corpo si pulisca. Ciò significa che la tua routine dovrebbe includere almeno 12 ore di digiuno.

CAPITOLO 2:

Digiuni intermittenti

12-HOUR FAST		16-HOUR FAST		18-HOUR FAST	
7am MEAL		7am - 12pm FASTING		7am - 2pm FASTING	
10am SNACK		12pm MEAL		2pm MEAL	
12pm MEAL		3pm SNACK		4pm SNACK	
3pm SNACK		6pm MEAL		6pm MEAL	
7pm MEAL		8pm MEAL		8pm MEAL	

Traduzione: Meal=pasto, Snack=spuntino, Fasting=digiuno

Metodo 16:8

La dieta 16:8 è come il digiuno di 12 ore, a parte il fatto che richiede una finestra di digiuno leggermente più lunga. Questa dieta può essere un po' più impegnativa per alcuni individui in quanto richiede 16 ore di digiuno e solo 8 ore di alimentazione. Ciò implica che in 8 ore, devi consumare tutti i pasti di cui hai bisogno.

Nonostante sia insolita, la routine alimentare 16:8 è ancora semplice da seguire. Per alcune piccole modifiche in base al tuo programma giornaliero, puoi senza troppe pretese rendere la finestra di digiuno più estesa. Comunemente, molte persone che seguono il regime alimentare 16:8 eliminano la colazione e si concentrano su pranzo e cena. Questo lo rende un cambiamento di base significativo una volta che ti sei abituato a saltare la colazione.

Per alcuni individui, il regime alimentare 16:8 potrebbe comunque essere molto simile al loro regime abituale. Sia per il digiuno di 12 ore che per la routine alimentare 16:8, numerosi individui scoprono di mangiare intuitivamente seguendo queste linee, a prescindere. In ogni caso, essere più severi nel non mangiare durante quella finestra di digiuno può aiutarti a vedere vantaggi medici più importanti.

Quando mangerai in base al digiuno 16:8, vedrai miglioramenti notevoli rispetto a quelli del digiuno di 12 ore.

Questo lo rende un'incredibile "avventura" per qualsiasi individuo che non sta vedendo i risultati sperati con il digiuno di 12 ore.

Metodo 14:10

In questa strategia, hai 14 ore di digiuno, seguite da un tempo di 10 ore in cui dovresti mangiare. Il contrasto tra questa strategia e il 16:8 è che questa tecnica prevede 2 ore in più per mangiare.

Metodo 20:4

Questa tecnica è davvero straordinaria in quanto richiede che un individuo digiuni per 20 ore ogni giorno con una finestra alimentare di 4. La finestra alimentare in cui dovremmo acquisire energia e integratori è molto breve. Mentre la tecnica 14:10 era più semplice rispetto alla strategia 16:8, la strategia 20:4 è senza dubbio una tecnica più estrema, perché richiede 20 ore di digiuno al giorno con solo una finestra di 4 ore per mangiare affinché la persona acquisisca tutti i suoi integratori ed energia.

Pertanto, il digiuno non causa alcun danno al tuo corpo. In ogni caso, nella remota possibilità che tu sia totalmente nuovo al digiuno, l'uso di questa tecnica può influenzare drasticamente il tuo corpo, spesso in maniera poco piacevole. Questa è una routine che dovrai affrontare con cautela. È prudente essere sicuri del digiuno prima di dedicarsi a questo livello. Prova prima con qualcosa di meno difficile prima di buttarti a capofitto in questa routine.

Se decidi di seguire questa routine, assicurati di non praticare questo modo di mangiare per un periodo prolungato. In altre parole, usa la routine 20:4 per brevi periodi. Cerca di non utilizzare questa strategia per più di 3-4 giorni a fila, o per un'intera settimana. Ricorda continuamente che il tuo corpo ha bisogno di tempo per adattarsi ai nuovi cambiamenti.

Metodo Mangia-Smetti-Mangia (24-ore)

Durante questa finestra di 24 ore, preferibilmente non si dovrebbe consumare cibo.

Le persone sono inoltre invitate a cercare di non bere bevande che potrebbero essere troppo ricche di calorie, come latte macchiato o frullati.

Questo tipo di routine alimentare è spesso chiamata dieta "mangia-smetti-mangia" poiché richiede solo un giorno di vero cambiamento ogni settimana. Altrimenti, puoi mangiare tutto ciò che desideri e ciò di cui hai bisogno. Per gli individui che stanno cercando di consolidare settimana dopo settimana il consumo minore di calorie nei loro piani alimentari, il digiuno di 24 ore è un modo straordinario per iniziare. Questo è un modo generalmente rilassato per iniziare. Per alcune persone potrebbe offrire numerosi vantaggi, rendendolo anche un porto sicuro in cui rimanere. Altre, potrebbero voler cambiare virando verso la routine 5:2, con l'obiettivo di poter vedere risultati più consistenti.

È essenziale fare attenzione a ciò che significa per te il digiuno di 24 ore settimana per settimana.

Mentre alcune persone scoprono risultati straordinari con questa routine, altri si rendono conto che un solo giorno su ogni settimana non è abbastanza regolare, quindi il loro corpo non si adatta mai completamente. Pertanto, finiscono per avere mal di testa, debolezza o persino irritabilità durante il giorno del digiuno. Per la maggior parte, questi problemi superano i vantaggi, il che li porta a non seguire il digiuno di 24 ore. Se questo schema alimentare ti interessa, puoi trarre vantaggio utilizzando prima la tecnica del digiuno 16:8 prima di provare il digiuno di 24 ore. Questo può aiutare il tuo corpo ad abituarsi ai cambiamenti.

Metodo 12:12

Il digiuno di 12 ore non è molto lontano da ciò che probabilmente segui nella tua normale routine quotidiana. Quando inizi la dieta delle 12 ore, devi alternare periodi di digiuno a finestre di alimentazione di 12 ore ognuno. Il modo più semplice per farlo è consumare la cena prima e la colazione successiva dopo.

Terminare il digiuno di 12 ore non dovrebbe comportare molti cambiamenti rispetto al tuo programma alimentare convenzionale. Probabilmente mangi già in maniera simile nel tuo quotidiano. Il più grande cambiamento in questo tipo di digiuno è che devi davvero eliminare gli spuntini a tarda sera. Abbandonare questa tendenza può aiutarti ad affrontare i cicli di digiuno intermittente e ad acquisire numerosi vantaggi senza cambiamenti radicali al tuo programma quotidiano.

Il digiuno di 12 ore è una pratica ideale per le persone che stanno semplicemente iniziando con il digiuno intermittente. In alternativa, può essere un suggerimento per chi, per motivi di salute o per qualsiasi altro motivo, non può cimentarsi in un regime alimentare più impegnativo.

Dal momento che non richiede modifiche significative ai tuoi attuali programmi alimentari, non è difficile adattarsi e può sostenerti nel tenere il passo con qualsiasi altra necessità dietetica che potresti dover prendere in considerazione.

Metodo del salto dei pasti

Saltare la cena è un tipo di digiuno intermittente sorprendentemente adattabile che può dare tanti vantaggi, tuttavia con una pianificazione meno rigida. Nel caso in cui tu non abbia un orario normale, o ritieni che una versione più rigorosa della dieta a digiuno intermittente non ti serva, saltare la cena è un'alternativa fattibile. È fondamentale capire che saltando la cena, in genere potresti non mantenere una finestra di digiuno di 10-16 ore. Pertanto, potresti non ottenere tutti i vantaggi che derivano da altri digiuni conta calorie. In ogni caso, questa potrebbe essere la risposta per le persone che hanno bisogno di un digiuno intermittente più normale. Potrebbe anche essere ottimo per le persone che sperano di iniziare a cambiare ancora di più il proprio corpo, in modo che possano adattarsi a una variante più estrema del regime alimentare senza troppi sforzi. In fin dei conti, potrebbe essere uno straordinario regime alimentare a breve termine.

Metodo del Crescendo

Questa tecnica è più appropriata per le donne (dal momento che le loro strutture vitali possono essere così avverse a diete estremamente focalizzate). In questa tecnica, la donna inizia digiunando solo per 2-3 giorni alla settimana. Nei giorni rimanenti della settimana si può mangiare, mantenendo, tuttavia, un regime alimentare sano.

Un pasto al giorno - One Meal a Day OMAD

La dieta "Un pasto al giorno", chiamata anche OMAD, consiste essenzialmente nel mangiare un solo pasto principale. Con OMAD, digiuni regolarmente intorno alle 21-23 ore e mangi all'interno di un periodo di 1-2 ore. Con questa dieta ti senti soddisfatto ogni volta che hai l'opportunità di mangiare.

Non ha eguali nella perdita di massa grassa; tuttavia, non è l'ideale per il miglioramento del tono muscolare a causa del tempo per la creazione di proteine e l'anabolismo.

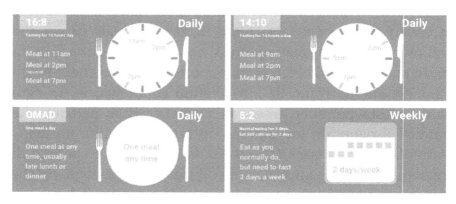

Traduzione: 16:8 Digiuno quotidiano per 16 ore al giorno. Pasto alle 11, pasto facoltativo alle 14, pasto alle 19. 14:10 Digiuno quotidiano per 14 ore al giorno: Pasto alle 9, pasto alle 14, pasto alle 19. OMAD Un pasto al giorno, quotidiano: Un pasto a qualsiasi ora, solitamente un pranzo tardi o una cena. 5:2 Piano settimanale che prevede alimentazione normale per 5 giorni, consumo di 500 calorie per due giorni. Mangia come faresti di solito, digiunando però due giorni a settimana.

La Warrior Diet o dieta della guerriera

La dieta della guerriera è proposta da Ori Hofmekler. Delibera i vantaggi del digiuno attraverso **l'Ormeesi.**

La D.d.G. non solo migliora lo stato di benessere del tuo corpo, ma sviluppa anche il tuo comportamento psicologico e il tuo punto di vista.

La D.d.G si riferisce ai guerrieri/e spartani/e romani/ che vivevano a stomaco vuoto durante il giorno e poi mangiavano di notte. Durante le ore di luce, erano soliti andare in giro con l'armatura pesante, difendendo fortificazioni e sopportando il sole cocente del Mediterraneo. Durante la notte, facevano una cena consistente composta da stufati, carne, pane e altri alimenti.

Nella D.d.G., digiuni per circa 20 ore, fai un breve allenamento ad alta intensità e mangi durante una finestra di 4 ore. In generale, si possono o consumare due pasti leggeri o una unica cena abbondante.

Dieta mima digiuno - Fasting Mimicking Diet (FMD)

La dieta mima digiuno può essere utilizzata anche di tanto in tanto. Generalmente, è seguita da individui che non possono digiunare, come persone anziane o pazienti in convalescenza.

La dieta mima digiuno sembra calmare il battito, abbassare l'insulina e coprire l'IGF-1, tutti fattori che hanno vantaggi positivi sulla durata della nostra vita.

Nonostante ciò, questi sono probabilmente un risultato immediato della enorme limitazione calorica.

Durante la dieta mima digiuno, mangi fonti di cibo a basso contenuto di proteine, carboidrati e grassi moderati come zuppa di verdure, olive, cavolo riccio e di noci. L'idea è mangiare mantenendo le calorie il più basse possibile. Di norma, ancora una volta, si tratta più di soddisfare le necessità mentali di mangiare, che di quelle reali.

Per contrastare la perdita indesiderata di massa magra, puoi regolare i macronutrienti assunti durante la dieta mima digiuno e renderli più chetogenici eliminando i carboidrati ed aumentando i grassi.

CAPITOLO 3:

Digiuno Intermittente per Lei&Perdita Peso

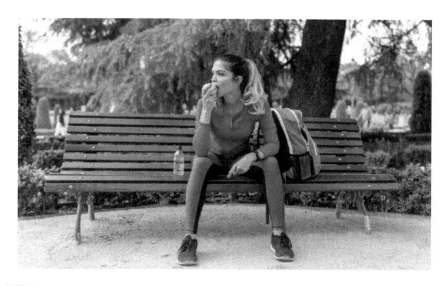

Il fattore peso è un problema che affligge tante di noi. Anche se potrebbe non essere facile perdere peso, è possibile. In questo libro, esaminiamo come il digiuno intermittente può aiutarti a raggiungere il controllo e la perdita di peso.

Digiuno Intermittente e perdita di peso

C'è una stretta relazione tra il digiuno intermittente e la perdita di peso. Sono stati condotti diversi studi per esaminarne i legami e accertare la verità dietro di essi. Si ritiene che tutti i metodi di digiuno riducano il grasso dell'addome e allo stesso tempo riducano il livello di calorie. Mentre questo è vero secondo la scienza, è possibile solo se segui rigorosamente le regole della dieta. Quindi, in che modo il digiuno intermittente aiuta nella perdita di peso? Per rispondere a questa domanda, è importante iniziare con i meccanismi di base del corpo. L'IF influenza il modo in cui funzionano i tuoi ormoni e come il corpo immagazzina energia attraverso i grassi nei depositi. Quando rimani senza cibo per un po', il corpo escogita un modo per rendere disponibile il grasso da utilizzare come energia. Questo è il disegno di base dietro il digiuno intermittente. Provoca la fame, costringendo il corpo a utilizzare i grassi disponibili come mezzo per accedere all'energia. Ciò si traduce in cambiamenti nel sistema nervoso e negli ormoni. Nelle donne, i cambiamenti negli ormoni si verificano più che nelle controparti maschili. Quando digiuni, alcuni dei cambiamenti nel tuo corpo includono quanto segue:

- **Ormone della crescita umano:** durante un digiuno, questo ormone può raggiungere livelli elevati. Aiuta nella perdita di grasso e nell'aumento dei muscoli.
- **Insulina:** i livelli scendono quando digiuniamo e questo aiuta a bruciare i grassi e quindi a perdere peso.
- **Noradrenalina:** colpisce le cellule, aiutando a bruciare i grassi in acidi grassi, che vengono poi tradotti in energia.

Pertanto, il digiuno aumenta notevolmente la combustione dei grassi e aiuta a stimolare i processi metabolici nel corpo. Recenti studi hanno dimostrato che 48 ore di digiuno sono benefiche per il corpo una volta ogni tanto. Tuttavia, dovresti stare attenta a non esagerare poiché ore eccessive di digiuno possono essere dannose per il metabolismo e la tua salute in generale. Il punto principale della relazione tra perdita di peso e digiuno intermittente è il numero di calorie. Il D.I. ti aiuta ad assumere meno calorie, quindi, promuove la perdita di peso. Tuttavia, questo argomento è limitato nel senso che si può ancora mantenere un alto livello di apporto calorico durante il digiuno.

Questo avviene quando si raddoppia l'assunzione di cibo nella finestra del pasto per compensare ciò che non si è avuto durante il digiuno. Se usato correttamente, il digiuno intermittente può ridurre il peso di una persona fino all'8% in 4-24 settimane. Come puoi vedere, non è qualcosa che accade dall'oggi al domani. È il risultato di azioni ripetute che si verificano in un determinato periodo di tempo. L'unico possibile svantaggio quando si segue questa pratica è che si corre il rischio di diminuire la massa muscolare quando i grassi sono finiti perché il corpo tende a bruciare i muscoli proprio come fa con i grassi. Secondo certi studi, si può perdere quasi il 25% della massa muscolare attraverso il digiuno intermittente. ecco spiegata l'importanza di allenarsi, come vedremo nei capitoli successivi I digiuni che durano un giorno o più potrebbero non causare molti danni rispetto a quelli che durano settimane o più. Inoltre, tutti i digiuni sono sicuri ma solo per le persone sane e non è raccomandato a tutti. Ci riferiamo in particolare agli anziani, coloro che soffrono di malattie croniche, i bambini e le donne in gravidanza o in allattamento. Questo perché il D.I. nella prima fase, può causare perdita di energia e ad altre complicazioni. Una forte diminuzione del contenuto calorico può portare alla perdita di forza. Tuttavia, quando si riducono le calorie possono sorgere molti altri fattori. Ed è in ciò che consiste il pericolo del D.I. per queste categorie di persone.

Oltre alla perdita muscolare, il tuo corpo può adattarsi bruciando calorie lentamente. Il peso che perdi inizialmente, subito dopo aver iniziato il digiuno, è noto come peso dell'acqua. Non è composto da grasso come molti potrebbero tendere a pensare ed è per questo che alcune persone si lamentano che il digiuno intermittente non funziona. Spesso, quando si ricomincia a mangiare, il peso perso torna. Inoltre, poiché i processi metabolici nel corpo diventano più lenti, compreso il consumo di calorie, la situazione peggiora ulteriormente. Quindi, oltre a sommare il peso che avevi perso, puoi anche aggiungere peso extra dai processi rallentati.

Lo scenario peggiore è che tutto questo peso recuperato arrivi sotto forma di grasso e niente di tutto questo sia costituito da muscoli. Se vuoi recuperare i muscoli, devi allenarti. Alcuni degli effetti collaterali che potresti incontrare includono mal di testa, vertigini, dolori muscolari, affaticamento, debolezza generale del corpo e diminuzione dei livelli di zucchero nel sangue. Digiunando per periodi superiori a tre giorni consecutivi, si possono iniziare ad avere problemi ai reni, al sistema immunitario, al cuore e al fegato, rischi che è bene evitare attenendosi ai piani alimentari e alle indicazioni che vedremo più avanti nei capitoli successivi.

Calcolatori

Se il tuo obiettivo principale è la perdita di peso, è necessario imparare a calcolare calorie e macro. La maggior parte delle persone a dieta commette errori durante il processo di calcolo. Per evitare tali errori, devi essere estremamente cauto su come arrivi ai tuoi risultati. Eventuali carenze in tale processo possono inibire il tuo programma di dieta e influenzare il modo in cui perdi peso. Se non sei sicuro di come procedere con il processo di calcolo, inizia a contare quante calorie consumi ogni giorno e usalo come punto di partenza per imparare a capire di quante calorie ha bisogno il tuo corpo. A volte potresti chiederti perché devi pesarti nelle fasi iniziali del calcolo delle calorie. Questo perché il tuo peso è una parte importante del processo di calcolo e senza di esso, avresti difficoltà a sapere quante calorie dovresti consumare. Di seguito sono riportate alcune delle strategie che è possibile utilizzare per il calcolo di calorie e macro:

- **Calcola quante calorie consumi ogni giorno e di cosa ha bisogno il tuo corpo.** Il calcolo dei livelli calorici richiede di annotare il dispendio energetico a riposo e il dispendio energetico non a riposo. Il primo si riferisce al numero totale di calorie bruciate da un individuo a riposo. D'altra parte, quest'ultimo si riferisce al numero totale di calorie bruciate durante la digestione e altre attività del corpo. Il totale di entrambi ti dà il numero complessivo di calorie bruciate ogni giorno. Questo è ciò che viene definito dispendio energetico giornaliero totale. La maggior parte delle persone usa un calcolatore online per farlo, mentre altri optano per l'equazione Mifflin-St. Jeor, che è un po' complessa. Sono disponibili numerosi calcolatori online che possono aiutarti. Se il tuo obiettivo è perdere peso, riduci l'apporto calorico complessivo. Tuttavia, se il tuo obiettivo è aumentare la massa muscolare, dovresti aumentare l'apporto calorico.
- **Tieni traccia dell'assunzione di macro e calorie.** Sai che è il momento di tenere traccia delle calorie e dei macronutrienti quando inizi a ingrassare troppo. Puoi eseguire questo esercizio di monitoraggio inserendo i tuoi dati alimentari su una app di calcolo o su un sito web. Dovresti usare una app poiché rende più comodo tenere traccia di calorie e macro ovunque tu vada. Oltre a usare una app, puoi anche usare una bilancia alimentare. Tuttavia, questa potrebbe non essere la scelta più pratica. L'app più preferibile da utilizzare sarebbe quella con uno scanner di codici a barre. Questo ti aiuterà a scansionare facilmente un articolo e ad aggiungere una porzione di cibo nel tuo registro. L'altro

metodo che puoi utilizzare è scrivere il consumo di macro all'interno di un diario. Tuttavia, tutti questi metodi dipendono dalle tue preferenze. È consentito andare al di sotto o al di sopra degli obiettivi che hai per il tuo apporto macro o calorico, ma con un piccolo margine. Enormi differenze possono influenzare il modo in cui affronti la pratica del controllo del peso.

- **Decidere la ripartizione dei macronutrienti.** Devi capire il rapporto di macronutrienti più adatto a te. Naturalmente, dopo aver capito quante calorie consumare ogni giorno. Il numero di calorie di cui il tuo corpo ha bisogno spesso determina il rapporto dei macronutrienti. A seconda degli obiettivi che vuoi raggiungere, puoi consumare diversi livelli di macronutrienti. Un esempio per un individuo che mira a perdere grasso corporeo in eccesso e controllare i livelli di zucchero nel sangue è assumere il 30% di grassi, il 35% di carboidrati e il 35% di proteine. Chiunque partecipi a una dieta chetogenica dovrebbe assumere più grassi e meno carboidrati. D'altra parte, un atleta che partecipa ad allenamenti ad alta intensità potrebbe aver bisogno di assumere un numero maggiore di carboidrati e meno grassi.

- **Determina il tuo BMR.** Puoi farlo attraverso l'uso di diverse equazioni e calcoli. Dovrai conoscere la tua percentuale di grasso corporeo prima di effettuare i calcoli. Il BMR è il metabolismo basale e aiuta a calcolare il consumo di energia in base a età, altezza, peso e sesso.

- **Determinare gli obiettivi di perdita di peso.**
Questo ti guiderà nel calcolo del numero rilevante di
calorie di cui hai bisogno ogni giorno. Idealmente, non
dovresti perdere più di due chili in una settimana poiché
ciò potrebbe avere un effetto negativo sulla tua salute.
Una riduzione di 1000 calorie o meno in un giorno è
ottimale e non porterà a condizioni di salute avverse. Se
devi perdere più di 2 chili ogni settimana, ti consigliamo
di consultare prima il tuo medico.

- **Scegli un metodo per tenere traccia delle calorie
e utilizzalo fino alla fine.** Una volta trovato il metodo
desiderato, utilizzalo per tutto il tempo senza passare
costantemente ad altri metodi che finiranno per
confonderti. Questo è molto più semplice per gli utenti
di smartphone in quanto ci sono diverse app che
possono aiutarti a tenere traccia delle tue calorie.
Approfitta e scegline uno, che dovrai seguire fino a
quando non avrai finito con il tuo allenamento con i pesi.

Il calcolo di calorie e macro ha i suoi vantaggi e alcuni di questi
includono quanto segue:

- **Promuove la perdita di peso.** Questo è il primo
motivo per cui potresti prendere in considerazione
l'utilizzo di un calcolatore per controllare l'apporto
macro e calorico. Ti aiuta a trovare diversi consigli
dietetici in base ai tuoi obiettivi e quante calorie devi
perdere. Naturalmente, la regolazione delle macro
dipenderà da quante calorie di ciascun gruppo
alimentare hai bisogno nel corpo. Il monitoraggio delle
macro può essere efficace per le persone che seguono
diete che sostengono un determinato gruppo alimentare.
Ad esempio, la dieta chetogenica è un ottimo modo per
perdere peso attraverso la riduzione dei carboidrati

nella dieta e l'aumento delle proteine. Inoltre, se il tuo obiettivo è l'allenamento con i pesi a lungo termine, potresti prendere in considerazione il monitoraggio di macro e calorie. La ricerca ha dimostrato che funziona.

- **Può aiutare a migliorare la qualità delle diete.** Questo ti aiuta a essere consapevole della qualità che mangi piuttosto che della quantità. Quando controlli il rapporto dei macronutrienti che usi, potresti non aver bisogno di preoccuparti di quante calorie fornisci al tuo corpo. Due pasti possono avere lo stesso contenuto calorico ma non le stesse quantità di macronutrienti. Pertanto, quando si contano le macro, si è in grado di gestire meglio il peso. Tuttavia, il pregiudizio in questo sorge quando gli alimenti non salutari contengono lo stesso contenuto macro e calorie degli alimenti sani, il che può portarti a fare la scelta sbagliata. Pertanto, è fondamentale scegliere sempre cibi freschi e tracciabili. **Può aiutare in certi obiettivi.** Questa è una caratteristica popolare negli atleti che cercano di raggiungere gli obiettivi prefissati durante l'allenamento. Non tutti gli atleti vogliono eliminare i grassi indesiderati, alcuni vogliono aumentare la massa muscolare.

  Quindi, per questo tipo di persone, è preferibile il consumo di proteine rispetto a quello dei carboidrati.

Quando calcoli i tuoi macronutrienti e il fabbisogno calorico, devi considerare le seguenti cose da fare e da non fare:

- **Non fare affidamento sulla tua memoria.** Non importa quanto sei bravo a ricordare i fatti, potresti non essere sempre preciso. Inoltre, è difficile ricordare tutto ciò che mangi ogni giorno perché potresti non aver prestato abbastanza attenzione. A volte, nonostante tu ricordi tutto ciò che hai mangiato, non avrai ancora la misura corretta delle quantità sia di macronutrienti che di calorie. Questo, quindi, ti renderà meno propenso a prendere le giuste decisioni sulla tua dieta.

- **Acquista una bilancia da cucina.** Questo ti aiuta a capire le dimensioni di ogni porzione ed essere in grado di cucinare con sicurezza, sapendo che stai osservando il numero richiesto di calorie e macro. Alcuni potrebbero vederlo come un inconveniente poiché potresti pensare che ne avrai bisogno per ogni pasto. In realtà, dovrai utilizzare la bilancia solo per i nuovi alimenti e non per quelli che sei già abituato a mangiare.

- **Non ignorare spuntini e bevande nel tuo piano.** La maggior parte delle persone tende a ignorare il contenuto calorico di spuntini e bevande nella propria dieta. Anche un piccolo boccone che prendi dal piatto del tuo amico è sufficiente per aumentare il numero totale di calorie nel corpo. Ogni volta che sei tentato di mangiare quando non dovresti, registralo nel tuo taccuino o app.

- **Sviluppa l'abitudine di annotare tutto su carta.** Indipendentemente da cosa sia, una volta che arriva alla tua bocca, devi annotarlo. Questo è uno dei processi fondamentali del conteggio delle calorie. Le piccole discrepanze che spesso trascuri possono influenzare il tuo piano generale di perdita di peso.

Come bruciare grassi con il D.I.?

La necessità di perdere peso ha dato il via a un'industria da miliardi di dollari. Aveva una valutazione di mercato di oltre 70 miliardi l'anno scorso.

Questo è un settore che non esisteva nemmeno qualche decennio fa. Il mondo non riconosceva l'obesità come un problema un secolo fa. Allora, la malnutrizione era un vero problema. Tuttavia, le circostanze sono cambiate.

Oggi l'obesità è un problema che colpisce oltre 1,9 miliardi di persone in tutto il mondo. Tuttavia, ti sei mai chiesto il motivo per cui la maggior parte delle persone non riesce a perdere peso?

La perdita di peso è una significante necessità. Le persone non son abituate a considerare il peso in eccesso come un problema da risolvere con le giuste strategie.

Le calorie non sono la causa dell'aumento di peso

Un grande malinteso è che poche calorie in più sono l'unica ragione per un aumento di peso. Ciò non è corretto.

Bruciare il grasso corporeo immagazzinato è un processo molto più complesso di quanto pensi. Fino a quando non capirai il processo, continuerai a non riuscire a perdere peso e a bruciare grasso corporeo.

Prima di ciò, dovrai capire che il grasso è importante per il corpo che combatterà con le unghie e con i denti per conservare questo grasso.

L'importanza del grasso nel corpo

Ti sei mai chiesto perché è così difficile bruciare il grasso corporeo? È così difficile perché il corpo apprezza molto questo grasso e fa di tutto per proteggerlo.

Sai che abbiamo attraversato un processo evolutivo di milioni di anni. Questo processo ci ha resi consapevoli che i tempi non sono sempre gli stessi. Si alternano periodi di abbondanza a carestie. Ciò significa che la specie che non è preparata per lunghi periodi di digiuno o periodi di carestia troppo lunghi.

Ecco perché ogni specie ha il suo meccanismo per sopravvivere a lunghi periodi di digiuno. Il grasso corporeo è il nostro meccanismo per superare i periodi di carestia.

Il nostro corpo continua a raccogliere energia da quasi tutti i pasti che mangiamo e la immagazzina come grasso. Protegge questo grasso in modo aggressivo perché sa che in una condizione di totale interruzione di energia, solo questo grasso può aiutare il corpo a sopravvivere più a lungo.

Questo è uno dei motivi per cui il tuo corpo non inizierà a bruciare i grassi sin dal primo momento in cui comincerai a ridurre l'apporto energetico.

Tuttavia, questo non è l'unico motivo per cui il tuo corpo non inizia a bruciare i grassi immediatamente. Ci sono altre due ragioni.

Altri due importanti fattori per bruciare i grassi

Per bruciare i grassi, non è solo il deficit energetico a guadagnare terreno sufficiente. Saranno necessarie altri due fattori per bruciare i grassi. Il primo è la prontezza e il secondo è la modalità.

Cerchiamo di capire entrambi in dettaglio:

Mancanza di prontezza - Resistenza all'insulina: come abbiamo discusso in precedenza, oltre ad essere il facilitatore dell'assorbimento del glucosio, l'insulina è anche l'ormone chiave per l'accumulo di grasso. Qualunque sia il glucosio rimasto nel flusso sanguigno dopo l'assorbimento delle cellule, l'insulina lo immagazzina nei muscoli, nel fegato e nei tessuti adiposi.

Come funziona l'accumulo di grasso

Il glucosio mantiene alti i livelli di zucchero nel sangue, il che può essere pericoloso per il funzionamento degli organi vitali. Può anche influenzare funzioni cruciali come la pressione sanguigna e l'elasticità dei muscoli. L'alto contenuto di zucchero nel sangue può indurire i vasi che diventeranno soggetti a danni. Questo è il motivo per cui è compito dell'insulina abbassare rapidamente i livelli di zucchero nel sangue.

Questo può avvenire più velocemente attraverso l'assorbimento da parte delle cellule.

Tuttavia, qualunque sia il glucosio rimasto nel flusso sanguigno, l'insulina inizia a immagazzinarlo come glicogeno nei muscoli. Ma i muscoli non possono immagazzinarne molto. Non appena le riserve di glicogeno muscolare sono piene, l'insulina inizia a immagazzinare glucosio come glicogeno nel fegato.

Il fegato può immagazzinare una notevole quantità di energia. Il tuo corpo può funzionare solo con il glicogeno immagazzinato nel fegato per quasi 36 ore.

Tuttavia, le riserve di glicogeno del fegato continuano a riempirsi regolarmente e quindi l'insulina non riuscirà a immagazzinare molto lì.

L'ultimo posto dove immagazzinare tutto il glucosio in eccesso è nei tessuti adiposi. Un sacco di grasso può essere immagazzinato come grasso sottocutaneo sotto la pancia, le cosce e i fianchi.

L'impatto dannoso dell'insulino-resistenza

Come sapete, l'insulina è un ormone molto importante che svolge diverse funzioni cruciali. Due funzioni chiave sono facilitare l'assorbimento del glucosio da parte delle cellule e l'immagazzinamento del grasso.

Quando le cellule diventano resistenti all'insulina, entrambe queste funzioni vengono compromesse.

Prima di tutto, le cellule rispondono lentamente ai segnali dell'insulina e quindi i livelli di zucchero nel sangue rimangono alti più a lungo del necessario. A causa di ciò, il pancreas inizia a pompare più insulina poiché vuole che i livelli di zucchero nel sangue diminuiscano. Tuttavia, più insulina non risolve il problema. Più insulina significa più esposizione alle cellule che stanno già combattendo la sovraesposizione. Questo aggrava ulteriormente il problema.

Ciò significa che le cellule non sarebbero in grado di accettare prontamente il glucosio e i livelli di zucchero nel sangue rimarrebbero alti. Per risolvere questo problema, l'insulina non ha altra scelta che convertire rapidamente il glucosio in grasso.

Ora, come abbiamo già discusso, l'insulina è l'ormone chiave per l'immagazzinamento del grasso. Finché c'è un'elevata presenza di insulina nel flusso sanguigno, il tuo corpo rimane in una modalità di accumulo di grasso.

Una volta rilasciato dal pancreas, occorrono tra le 8 e le 12 ore affinché i livelli di insulina scendano. Poiché il tuo corpo sta combattendo la resistenza all'insulina, i livelli di insulina sarebbero anormalmente alti perché il pancreas continua a pompare sempre più insulina.

Ciò significa anche che il tuo corpo rimarrebbe in una modalità di accumulo di grasso poiché è improbabile che i livelli di insulina diminuiscano nel tuo corpo. Dall'ultimo pasto a quello successivo, occorrono tra le 8 e le 12 ore affinché i livelli di insulina diminuiscano. Se consumi qualcosa tra questo periodo, i tuoi livelli di insulina aumenteranno di nuovo e il tuo corpo smetterà di bruciare qualsiasi tipo di grasso.

La maggior parte di noi non ottiene mai quel tipo di intervallo tra i pasti a causa delle nostre abitudini alimentari irregolari. Questo è uno dei motivi principali per cui è improbabile che il tuo corpo passi alla modalità brucia grassi in condizioni normali.

La nostra abitudine irregolare di mangiare a brevi intervalli è uno dei principali colpevoli dell'insulino-resistenza e che porta all'obesità. Devi tenere a mente che finché il tuo corpo è resistente all'insulina, avrà difficoltà a bruciare i grassi.

Il nostro corpo può funzionare con due tipi di carburante:

1. Il carburante del glucosio.

2. Il carburante grasso.

Ottieni glucosio dai carboidrati e dalle proteine che consumi nei tuoi pasti. Il grasso proviene dal grasso della carne, frutti grassi, tuorlo d'uovo, pesce grasso, oli, ecc.

Il tuo corpo può facilmente funzionare con entrambi i tipi di carburante. Tuttavia, non può lavorare su entrambi contemporaneamente.

Quando stiamo cercando di perdere peso con il metodo di restrizione calorica o diete ipocaloriche, stiamo effettivamente cercando di fare proprio questo. Riduciamo le calorie e ci aspettiamo che il corpo bruci grassi e glucosio allo stesso tempo.

Questo non succede e non accadrà mai. Questo è il motivo per cui la maggior parte delle persone non brucia mai alcun grasso reale nonostante i loro migliori sforzi.

Come abbiamo discusso, il processo di combustione dei grassi è chiamato "chetosi". In questo processo, il tuo corpo passa dal carburante del glucosio al carburante dei grassi. Una volta che il corpo ha effettuato il passaggio e sta ottenendo solo carburante grasso da bruciare, inizierà facilmente a bruciare il grasso corporeo come carburante.

Tuttavia, affinché ciò avvenga, dovrai interrompere l'assunzione di carburante glucosio. Ciò significa che dovrai interrompere l'assunzione di carboidrati e dovrai anche gestire rigorosamente l'assunzione di proteine poiché anche le proteine in eccesso verrebbero convertite in glucosio, in definitiva attraverso il processo di glicogenesi.

Bruciare i grassi nella realtà

Se vuoi bruciare i grassi, dovrai assicurarti che non ci sia insulina in eccesso nel flusso sanguigno. Dovrai tenere a mente che non importa cosa, finché c'è insulina nel tuo flusso sanguigno, il tuo corpo non inizierà a bruciare i grassi poiché rimarrebbe in una modalità di accumulo di grasso.

È qui che il digiuno intermittente è di utilità speciale.

Il digiuno intermittente è il processo di creazione di intervalli prolungati tra i pasti. Con l'aiuto del digiuno intermittente, sarai in grado di creare intervalli più lunghi tra i pasti e in questo modo i tuoi livelli di insulina rimarranno bassi per un periodo di tempo più lungo. In tali circostanze, il tuo corpo sarebbe in grado di bruciare i grassi per produrre energia.

Il digiuno intermittente è anche il modo migliore per ridurre la resistenza all'insulina e quindi puoi anche aspettarti che le tue cellule diventino più sensibili ai segnali dell'insulina. Ciò significa che ci sarà meno insulina nel flusso sanguigno se le cellule rispondono bene ai segnali dell'insulina.

Il digiuno intermittente crea anche lunghi intervalli di assenza di glucosio. Il glucosio è una forma di energia di breve durata. Ciò significa che le tue cellule possono utilizzare il glucosio rapidamente. Fornisce energia istantanea, ma non dura molto a lungo. Quindi, se sei più sensibile all'insulina, le tue cellule assorbirebbero rapidamente il glucosio e lo userebbero velocemente.

Se consumassi di nuovo cibo dopo un breve intervallo, il tuo corpo comincerebbe ad affrontare una carenza di energia. In completa assenza di glucosio, il tuo corpo può anche iniziare il processo di chetosi in cui inizia a rompere i grassi per convertirli in chetoni che possono essere utilizzati come energia.

Una dieta ricca di grassi come la dieta chetogenica, chiamata anche dieta cheto, accelererà il processo.

Il grasso che consumi nella tua dieta non viene elaborato allo stesso modo del glucosio. Viene scomposto nell'intestino con l'aiuto dei succhi biliari rilasciati dalla cistifellea.

I succhi biliari aiutano a rompere il grasso in parti più piccole, che vengono poi metabolizzate nel fegato.

Tuttavia, a differenza del glucosio, non è necessaria l'insulina per facilitare l'assorbimento dei chetoni. Per svolgere questo compito, le cellule alfa del pancreas rilasciano glucagone. Quindi, non c'è alcuna risposta all'insulina nel tuo corpo. Ciò significa che il tuo corpo sarà in grado di bruciare immediatamente anche il grasso corporeo, se c'è un bisogno significativo di energia come durante l'esercizio fisico intenso.

Pertanto, con l'aiuto del digiuno intermittente e di una dieta chetogenica, puoi facilmente ottenere una combustione dei grassi molto più veloce ed efficace di qualsiasi altro processo.

È uno dei modi più affidabili per perdere peso rapidamente.

Perderesti una quantità significativa del tuo grasso corporeo effettivo senza dover seguire una dieta punitiva o un programma ipocalorico. Il digiuno intermittente è il modo più scientifico per perdere peso in modo significativo senza compromettere la tua salute.

CAPITOLO 4:

Allenarsi durante il D.I.

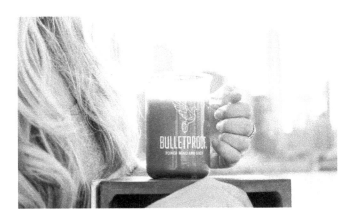

L 'esercizio fisico è anche un ottimo ed efficace modo per perdere peso se combinato con un regime alimentare sano. Se pensiamo alla perdita di peso, pensiamo all'esercizio fisico perché oltre ad essere un modo sano per eliminare il peso indesiderato, ci aiuta a tonificare le parti cadenti che ci rimangono quando iniziamo a perdere peso. È necessario allenarsi quando si vuole perdere peso e seguendo una dieta. Qui, esamineremo il ruolo che l'esercizio dovrebbe svolgere nel tuo nuovo stile di vita e nel tuo viaggio verso la perdita di peso e il miglioramento della salute, incluso un ridotto rischio di malattie.

Digiuno, dieta ed esercizio

In questo libro è stata sottolineata l'importanza dei fattori legati allo stile di vita, perché il tuo peso, la tua salute, il tuo benessere e persino la tua longevità non dipendono da un singolo fattore. Dipendono dagli effetti combinati del digiuno, dal tipo di dieta, dalle calorie in entrata e in uscita, dall'esercizio e dalla regolare attività fisica. I capitoli precedenti hanno trattato in modo approfondito la maggior parte di questi fattori, ma ecco alcune raccomandazioni riassuntive sull'esercizio fisico e sull'essere fisicamente attivi, invece di essere sedentari. Ricorda che l'esercizio da solo non sarà una causa primaria di perdita di peso, se non riduci le calorie assunte.

Due tipi di esercizio

Un'abbondanza di prove conferma il valore dell'esercizio nell'aiutare ad avere un corpo forte e sano. Il tuo cuore e tutti i tuoi muscoli amano l'esercizio e diventano più forti e più flessibili quando lavorano duramente regolarmente. Ci sono due forme principali di esercizio; entrambi possono essere utili per aiutarti fisicamente e mentalmente:

Il condizionamento cardiovascolare, o aerobica, è l'aumento della frequenza cardiaca e della frequenza respiratoria per un periodo prolungato. Jogging, corsa, ciclismo, nuoto e utilizzo di macchine ellittiche, tapis roulant e stairs climber sono tra le attività aerobiche più comunemente praticate.

• Invece di correre, molte persone preferiscono camminare velocemente, che ha benefici simili se fatto con vigore.

• 75 minuti a settimana di esercizio aerobico vigoroso o 120 minuti di aerobica moderata consentono un condizionamento cardiovascolare quasi ottimale.

L'allenamento di resistenza costruisce muscoli magri e aumenta la forza muscolare. Una forma popolare di esercizio di resistenza è il sollevamento pesi, utilizzando pesi liberi come manubri e bilancieri, oltre a macchine per esercizi nei centri fitness e bende elastiche, che forniscono resistenza mediante allungamento.

• La ginnastica a corpo libero è un'alternativa che può essere praticata a casa senza attrezzatura (ad eccezione di una barra per trazioni portatile). Eseguendo una serie di esercizi che includono plank, flessioni, crunch, sollevamento delle gambe, squat e pull-up, puoi costruire muscoli magri e diventare forte come con i pesi tradizionali.

• Puoi imparare tutto sulla ginnastica dai molti tutorial che trovi online.

Qualunque programma cardio e di resistenza tu voglia provare, inizia gradualmente e se non lo hai fatto prima o non lo fai da anni, è una buona idea consultare il medico prima di iniziare.

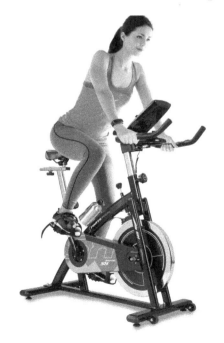

Può essere più sicuro attenersi a esercizi a basso impatto, quelli che evitano salti o qualsiasi tipo di movimento rapido. Invece, passare un po' di tempo su una cyclette (o una vera bicicletta) o una macchina ellittica può andare bene, in quanto riducono l'impatto e sono quindi migliori per le articolazioni di una donna. Attività come la corsa comportano un impatto maggiore, quindi se hai dolori articolari, è meglio evitare questo tipo di esercizio.

Inoltre, sollevare dei piccoli pesi o camminare con i pesi in mano può aiutarti a ricostruire un po' di muscoli, il che porterà ad un aumento del tasso metabolico a riposo (il numero di calorie che il tuo corpo brucia quando è semplicemente seduto, a riposo per eseguire funzioni vitali come respirare o sedersi). Ciò si aggiungerà agli effetti di perdita di peso del digiuno intermittente.

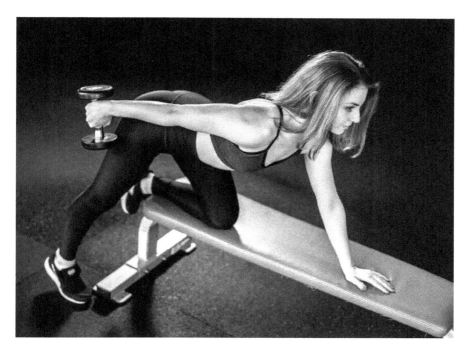

Questi due fattori combinati rappresentano un grande cambiamento positivo nello stile di vita delle donne anziane, poiché la loro salute generale migliorerà notevolmente grazie all'aumento della muscolatura, inclusa la salute delle articolazioni e dalla riduzione del rischio di malattie cardiache (che è ridotto facendo esercizio aerobico e digiunando ad intermittenza). Rimanere attivi a 50 anni è un'ottima decisione, e a parte il digiuno intermittente, ogni donna che è capace dovrebbe dedicarsi anche all'attività fisica, indipendentemente dalla dieta che segue.

Se non ti sei mai allenato prima, o se è passato un po' di tempo da quando lo hai fatto, gli esempi sopra sono un ottimo punto di partenza. Se hai esperienza con l'esercizio e l'allenamento di resistenza, prova a incorporarlo regolarmente nella tua settimana e inizierai a sentire i cambiamenti positivi a mano a mano.

Una nota sulla sicurezza

Mantenere i livelli di esercizio al minimo durante il digiuno è spesso necessario, poiché il tuo corpo non avrà tanti zuccheri o carboidrati prontamente disponibili per fornirti l'energia rapida necessaria per un allenamento. Questo è particolarmente importante se stai iniziando un regime di digiuno per la prima volta. Il tuo corpo avrà bisogno di tempo per adattarsi al digiuno senza essere prosciugato dall'allenamento. Se stai pianificando di aumentare i tuoi livelli di autofagia attraverso una combinazione di digiuno ed esercizio fisico, attendi che il tuo corpo si sia adattato alla tua nuova routine prima di aggiungere allenamenti al piano.

Perdita di peso in sicurezza nelle donne

Come ora sai, le persone scelgono di digiunare per sovra regolare l'autofagia, per migliorare la loro salute e per promuovere la rottura delle riserve di grasso nei loro corpi.

Ecco svelato il modo in cui il corpo funziona quando usa energia: prima si rivolge agli zuccheri ingeriti di recente (come i carboidrati), quindi agli zuccheri immagazzinati di recente. Se nessuno di questi è disponibile, o una volta che li ha usati tutti, si rivolgerà alle sue riserve di grasso per l'energia scomponendole. Le cellule adipose che costituiscono le riserve di grasso del corpo vengono scomposte attraverso il processo di autofagia. In questo modo, se una persona può controllare le fonti di energia che il suo corpo sta usando, può controllare la quantità di grasso corporeo che si disgrega. Questo può portare alla perdita di peso attraverso l'induzione dell'autofagia. Questo è il motivo per cui probabilmente hai sentito parlare del digiuno come metodo per perdere peso. Molte persone hanno scoperto di recente questo metodo per controllare le fonti di energia del proprio corpo e lo hanno quindi utilizzato come tecnica per perdere peso.

Anche se questo può sembrare qualcosa che una persona non sceglierebbe volentieri, è importante tenere a mente che il digiuno e la fame sono cose diverse.

Quando digiuni, il tuo corpo si adatta per rendere i depositi di grasso più accessibili per l'uso. Questa è una risposta alla fame che le cellule sperimentano, ma può accadere senza l'esperienza di una vera fame.

Quando si tratta delle donne anziane, alcune caratteristiche potrebbero essere diverse quando si tratta di decidere se praticare o meno il digiuno intermittente.

Gli studi dimostrano che il digiuno intermittente può avere effetti molto benefici per le donne, specialmente per le donne in età matura. Poiché molte donne in questa fascia di età sperimentano quel fastidioso e persistente grasso all'addome, uno studio ha esaminato questo particolare aspetto. In questa ricerca, il digiuno intermittente ha dimostrato di aiutare le donne a perdere il grasso della pancia, il che porta a miglioramenti della salute generale e una maggiore soddisfazione in termini di aspetto fisico. Riducendo il grasso della pancia, le donne anziane sono state in grado di ridurre il rischio di sindrome metabolica, che è una malattia particolarmente diffusa in questa fascia di età e il cui rischio aumenta con l'accumulo del grasso addominale.

La relazione tra esercizio e autofagia

Un altro modo per attivare l'autofagia è attraverso l'esercizio. Studi hanno dimostrato che l'esercizio aerobico aumenta l'autofagia nelle cellule dei muscoli, del cuore, del cervello, dei polmoni e del fegato. Quando facciamo esercizio aerobico, il cuore e i polmoni lavorano con i muscoli per muovere il corpo in un modo specifico (come correre o andare in bicicletta). Nel tempo, cuore, polmoni e cervello impareranno a funzionare insieme in modo più efficiente, motivo per cui gli esercizi diventano più facili man mano che li esegui.

L'autofagia è sovra regolata in questi tessuti specifici (cuore, polmoni e muscoli) dopo l'esercizio aerobico perché questi sono i tessuti specifici più influenzati positivamente dall'esercizio aerobico.

Quando ti alleni, i muscoli e i tessuti che utilizzi subiranno piccoli micro-danni, facendoli ricrescere più forti.

Pensa a come rispondono i muscoli dopo un allenamento in sala pesi: sei dolorante per alcuni giorni prima di diventare più forte e far crescere muscoli più grandi.

Ciò avviene in modo molto simile a livello cellulare. L'autofagia interviene quando le cellule hanno bisogno di energia o quando hanno subito micro-danni, eliminando il danno e incoraggiando nuove cellule a prendere il posto di quelle danneggiate. Questo porta alla crescita e alla rigenerazione nei tessuti colpiti da specifici tipi di esercizio ed è uno dei tanti motivi per cui l'esercizio è così benefico per il corpo umano.

I benefici di allenarsi durante il D.I.

L'esercizio fisico è il modo più efficiente per sovra regolare l'autofagia poiché, si ottiene, più rapidamente attraverso l'esercizio aerobico che attraverso la fame.

Il corpo è ben attrezzato per sopravvivere, quindi il digiuno richiede più tempo per indurre l'autofagia rispetto all'esercizio.

L'esercizio funziona come una pulizia per il corpo. Esercitandoti una volta al giorno, puoi sentire gli effetti benefici dell'esercizio sull'autofagia e questo, rispetto al digiuno, richiede meno tempo.

Per ottenere i migliori risultati, una combinazione dei due sarà più efficace per mantenere un peso sano, una buona salute e incrementare naturalmente il sistema immunitario, in generale. È difficile discernere quali dei benefici dell'esercizi possano essere attribuiti a un aumento dell'autofagia e delle altre funzioni corporee che l'esercizio induce, come un aumento dell'apporto di ossigeno ai tessuti o un funzionamento più efficiente del cuore.

Tuttavia, in questi giorni viene studiato sempre di più per capire meglio quale ruolo abbia l'autofagia nel recupero dopo l'esercizio.

Come allenarsi in sicurezza durante il D.I.

Quando si tratta di effetti collaterali, l'effetto collaterale numero uno del digiuno è la fame, come avrai già immaginato. Come ho accennato brevemente, tuttavia, potresti anche provare stordimento e debolezza, specialmente se è la prima volta che aggiungi il digiuno alla tua dieta.

Quando decidi quale forma di digiuno è la migliore per te, è utile tenere presente che periodi di digiuno più brevi possono essere più sicuri del digiuno di 24 ore.

Consigli e idee per le donne che vogliono allenarsi in modo sicuro ed efficace

Oltre ai suoi benefici per l'autofagia, l'esercizio è ottimo per il nostro corpo, la mente e la salute generale. Aggiungere un regime di esercizio alla tua vita è importante, se non di più, di qualsiasi altra misura che prendi per mantenere la tua salute.

È stato dimostrato che l'esercizio aiuta ad affrontare vari problemi della vita, come lo stress, l'ansia, la circolazione sanguigna, la respirazione, la perdita di peso e la salute in generale. Inoltre, l'esercizio ti mostrerà cosa può fare il tuo corpo e quanto è forte, facendoti sentire più forte mentalmente. L'esercizio ti aiuterà a distogliere la mente da quelle voglie fastidiose e renderà la tua mente più lucida in generale. Come sai, tutti i nostri sistemi corporei lavorano insieme per formare la persona che siamo. Se uno di questi non funziona come dovrebbe, lo sentono anche tutti gli altri sistemi. L'esercizio funziona su tutti questi sistemi contemporaneamente e, se uno di essi non funziona correttamente, l'esercizio aiuterà quel sistema a svegliarsi, migliorare e rimanere in salute.

Detto questo, le donne hanno bisogno di allenarsi in sicurezza, soprattutto durante la pratica del digiuno intermittente.

Poiché l'esercizio fisico aiuta a recuperare parte della massa muscolare persa, può essere molto utile per le donne allenarsi anche iniziando con pochi e semplici esercizi. Tuttavia, è importante essere consapevoli di come farlo in sicurezza.

Per qualsiasi livello di esercizio o movimento, sfidare il tuo corpo in nuovi modi andrà a beneficio di tanti aspetti della tua vita. Oltre ai suoi effetti sul cervello, sul corpo e sull'umore, aiuterà la tua salute a lungo termine e la facilità con cui sarai in grado di completare le attività quotidiane come salire le scale e lanciare una palla a tuo figlio sarà sorprendente.

L'obiettivo è renderlo parte del nuovo stile di vita a cui stiamo lavorando, il che lo renderà così radicato nella tua vita che non vorrai più farne a meno.

Che tu sia un'esperta ginnica oppure una che non si è mai allenata, c'è una routine di esercizi per te.

Non lasciarti scoraggiare dal tuo livello di esperienza quando si tratta di esercizio, poiché tutti possono trarne beneficio e tutti devono iniziare da qualche parte. Di seguito, ti ho fornito diverse idee per l'allenamento, indipendentemente dalla tua esperienza:

- **Tipo sedentario**

Se normalmente non fai molto esercizio fisico o cammini molto spesso, inizia a fare le scale. Inizia anche camminando per raggiungere alcuni luoghi, come il negozio in fondo alla strada oppure fai un giro intorno al tuo isolato. Iniziando con questo tipo di movimento, il tuo corpo si abituerà di nuovo a muoversi e i muscoli e le articolazioni si muoveranno senza intoppi.

- **Tipo che si allena occasionalmente**

Se di tanto in tanto cammini, ad esempio fino alla fermata dell'autobus o al negozio durante la pausa pranzo, puoi iniziare con un po' più di esercizio rispetto a chi è sedentario.

Dal momento che i muscoli e le articolazioni sono probabilmente abituati al movimento, puoi iniziare a correre un po'. Puoi fare jogging dopo cena intorno all'isolato un paio di volte o camminare fino al negozio e tornare a piedi ogni giorno. Se lo desideri, puoi anche seguire una lezione di yoga o fare yoga con video-guida a casa. Se cammini moderatamente e occasionalmente acceleri fino a fare jogging, puoi iniziare a muovere il tuo corpo in modi nuovi e diversi.

Prova a fare alcuni addominali e flessioni a casa prima o dopo la corsa o corri al parco e usa l'attrezzatura del parco giochi per fare alcune trazioni, salta a piedi uniti su un gradino o corri su e giù per i gradini. Ciò manterrà alta la frequenza cardiaca e insegnerà al tuo corpo nuovi modi di muoversi, consentendo anche ai muscoli della parte superiore del corpo di ricevere un po' di attenzione.

- **Tipo che si allena in maniera moderata**

Se corri o cammini e fai qualche sessione di allenamento a corpo libero ogni tanto, prova ad usare uno zainetto e riempilo con 2-3 bottiglie di acqua da 2l così da avere più peso da sopportare oppure aumenta i pesi se vai in palestra. Questo metterà alla prova i tuoi muscoli in modi che il tuo peso corporeo non può fare e ti porterà a un nuovo livello di forma fisica e miglioramento dell'umore.

- **Runner esperta**

Se sei un corridore esperto, probabilmente hai abbastanza familiarità con la sensazione dello sballo del corridore. Forse sai come l'esercizio fisico può cambiare il tuo umore e portarti dal sentirti senza speranza a entusiasta. Se vuoi provare nuove forme di esercizio, prova ad aggiungere una routine regolare di sollevamento pesi in palestra. Questo porterà il tuo allenamento a nuovi livelli e ti fornirà un nuovo tipo di esperienza positiva che ti aiuterà a spezzare i giorni difficili.

- **Esperta**

Se hai esperienza quando si tratta di esercizio, buon per te! Continua a metterti alla prova in modi nuovi e insegna al tuo corpo nuovi modi di muoversi.

Esercizio cardiovascolare vs. allenamento di resistenza (sollevamento pesi)

L'esercizio cardiovascolare e l'allenamento di resistenza sono due diversi tipi di esercizio di cui le persone possono beneficiare. L'esercizio cardiovascolare comporta una frequenza cardiaca elevata a causa di attività come la corsa, l'andare in bicicletta o il nuoto. Questo tipo di esercizio viene spesso definito "cardio" e di solito viene eseguito per un periodo prolungato in uno stato stazionario. L'allenamento di resistenza è un tipo di esercizio che prevede l'uso di pesi per sviluppare i muscoli svolgendo esercizi come squat, flessioni, curl per i bicipiti e così via. Questo è il tipo di esercizio che faresti se andassi in palestra per allenarti. Contrariamente alla credenza popolare, questo tipo di esercizio non ti renderà grosso e muscoloso, soprattutto se sei una donna. Invece, ti darà un aspetto più tonico e un corpo più snello.

I benefici dell'esercizio cardiovascolare

Quando ci impegniamo nell'esercizio cardiovascolare, la nostra frequenza cardiaca aumenta; ciò che fa è portare più ossigeno ai nostri muscoli in modo che possano continuare ad allenarsi. Trasporta anche più ossigeno al nostro cervello. Più ossigeno e flusso di sangue al cervello significa che funzionerà in modo più efficiente, più nitidamente e con più chiarezza, dopo aver terminato l'allenamento. Più flusso di sangue al cervello significa anche che sarà generalmente più sano. Fare esercizio spesso e per un periodo continuo aiuta a mantenere le stesse strutture cerebrali sane e funzionanti.

Questo aiuta la memoria, il processo decisionale e l'apprendimento. L'esercizio fisico è l'antidepressivo più efficace. Ogni giorno vengono prescritti medicinali per curare la depressione, ma il modo più efficace e più naturale per aumentare continuamente il tono dell'umore è attraverso l'esercizio fisico. Gli effetti che l'esercizio ha sul cervello sono di vasta portata e numerosi.

I benefici degli allenamenti di resistenza

Quando ci alleniamo, diventiamo più forti, più veloci e più agili. Questo non solo ci aiuta ad allenarci meglio, ma ci aiuta nella nostra vita quotidiana.

Muoversi nella vita con più facilità di prima è una grande sensazione che può essere raggiunta solo attraverso l'esercizio. I nostri corpi sono fatti per muoversi e adorano quando ci muoviamo! I nostri corpi sono costruiti per diventare continuamente più forti man mano che ci muoviamo, e questo è ciò che inevitabilmente accade non appena iniziamo ad allenarci regolarmente. Puoi iniziare a vedere anche cambiamenti estetici. Puoi vedere i tuoi muscoli crescere, il tuo corpo tonificarsi e il tuo grasso scomparire. cambiamenti all'interno e all'esterno ci fanno sentire bene nel corpo e nella mente

Prendersi del tempo per fare esercizio e attenersi a un regime di esercizio mostra al nostro corpo che siamo disposti a fare il duro lavoro che l'esercizio richiede, e mostra anche alla nostra mente la stessa cosa.

I benefici di altri tipi di allenamenti

Esistono altri tipi di esercizio che non rientrano in una delle due categorie sopra descritte. Questi includono esercizi come yoga, pilates, allenamento a intervalli ad alta intensità, lezioni di allenamento di gruppo e così via. Sebbene questi non siano considerati metodi di esercizio tradizionali, sono comunque validi quanto l'allenamento di resistenza o l'esercizio cardiovascolare.

Le persone che non sono troppo entusiaste dell'esercizio tendono a preferire metodi che incorporino più aspetti sociali o movimenti più lenti. Se questo è ciò che preferisci, vale quanto andare a correre!

Ci sono ancora più modi per mantenersi attivi, come svolgere attività come il giardinaggio, la danza, l'escursionismo, il kayak, ecc. Qualsiasi attività che aumenta la frequenza cardiaca e ti porta un senso di gioia e realizzazione, può essere utilizzata come esercizio combinato con un cambiamento di dieta per portarti a una perdita di peso!

L'importanza di goderti l'esercizio che stai facendo

L'esercizio ti è sempre utile e il tuo cervello prenderà volentieri qualsiasi forma di movimento come stimolante dell'umore.

Quando ti piacciono gli esercizi che svolgi, è molto più probabile che tu scelga di impegnarti in essi più spesso e senza trovare scuse per evitarli. Godendo di ciò che stai facendo, non vivrai l'allenamento come una punizione. Per questo motivo, assicurati di scegliere una forma di esercizio (o più forme) che ti piacciono.

L'importanza della costanza rispetto all'intensità

Quando ci alleniamo, il nostro cervello rilascia sostanze chimiche che ci dicono che ci piacciono gli effetti dell'esercizio. Questa sensazione è nota come "sballo del corridore" ed è quella gioia che provi dopo aver corso una lunga distanza o aver completato un allenamento. Quando ti senti giù e ti alleni, il tuo umore si eleverà a causa di questa sensazione. Per questo motivo, non è tanto importante il tipo di esercizio fisico che fai, quanto piuttosto il fatto che lo pratichi regolarmente per sentirti motivato e mantenere il tuo umore positivo. Lo sballo del corridore può essere paragonato a quelle sensazioni di ricompensa che ci danno i cibi altamente zuccherati, ma con lo sballo del corridore, la sensazione di gioia e realizzazione dura molto più a lungo. Il cibo industriale fa sentire felice il nostro cervello, ma il nostro corpo si sente pesante e pigro. Come ho detto, l'esercizio fa sentire bene tutte le parti del nostro corpo allo stesso tempo, motivo per cui gli effetti dello sballo del corridore sono così duraturi.

Allenarsi durante il D.I.

Molte donne vedranno il successo con il digiuno intermittente, nutrendosi di cibi sani durante le finestre di alimentazione. Ma se vuoi migliorare i tuoi risultati e bruciare grasso extra, è importante aggiungere alcuni allenamenti alla tua routine.

Tuttavia, un recente studio condotto da un istituto svedese di scienze dello sport e della salute, ha dimostrato che ridurre la quantità complessiva di carboidrati nella dieta aiuta il corpo a bruciare calorie in modo più efficiente e a migliorare il potenziale di crescita muscolare.

In questo studio, 10 ciclisti di alto livello hanno svolto un'ora di allenamento a intervalli, raggiungendo circa il 64% della loro capacità aerobica massima. Avevano livelli muscolari di glicogeno bassi o normali che sono stati raggiunti prima dell'integrazione della dieta o esercizio fisico. Sono state eseguite 10 biopsie muscolari prima dell'allenamento e circa tre ore dopo il completamento dell'allenamento. I risultati hanno mostrato che l'esercizio è stato in grado di aumentare la biogenesi mitocondriale mentre si trovava in uno stato impoverito di glicogeno. Questo è il meccanismo per cui nuovi mitocondri si svilupperanno all'interno delle cellule. Gli autori dello studio concludono che l'esercizio fisico e una dieta a basso contenuto di glicogeno possono essere utili per migliorare la capacità ossidativa dei muscoli.

L'allenamento fa sì che quando sei a digiuno il corpo riesca a preservare e proteggere i muscoli.

Quindi, se sei a corto di carburante durante un allenamento, cosa che accadrà ovviamente quando sei a digiuno intermittente, il tuo corpo inizierà a scomporre alcuni degli altri tessuti, ma non il muscolo attivo che stai usando.

Allenarsi preservando i muscoli

Molti esperti concordano sul fatto che circa l'80% dei tuoi benefici per la salute sono il risultato della tua dieta. Il resto viene dall'allenamento. Ciò significa che se vuoi davvero perdere peso devi concentrarti sul mangiare i cibi giusti. È importante rendersi conto, tuttavia, che sia l'esercizio fisico che il mangiare bene sono essenziali.

Dei ricercatori hanno studiato i dati di 11 partecipanti allo spettacolo "The Biggest Loser". Il grasso corporeo totale dei partecipanti, il dispendio energetico totale e il tasso metabolico a riposo sono stati misurati tre volte.

Questi sono stati misurati all'inizio, dopo sei settimane e poi a 30 settimane. Utilizzando un modello metabolico umano, i ricercatori sono stati in grado di quantificare l'influenza dei cambiamenti nella dieta e nell'esercizio fisico con conseguente perdita di peso per vedere come entrambi hanno portato a questo obiettivo.

I ricercatori hanno scoperto che la maggior parte delle perdite di peso era attribuibile alla sola dieta. Tuttavia, solo il 65% circa di questa perdita di peso derivava dal grasso corporeo. Il resto della riduzione del peso corporeo derivava dalla massa muscolare magra. L'esercizio da solo ha comportato solo la perdita di grasso e un leggero aumento della massa muscolare magra.

Allenarsi e digiunare

Se stai cercando di trovare un programma di esercizi efficace che aggiunga un allenamento ad alta intensità e il digiuno intermittente, è necessario che un paio di componenti si uniscano. Che ti piaccia o no, non hai abbastanza energia per stare al passo con questa intensità di esercizio, allora è il momento di fare un cambiamento. Ridurre il numero di ore di digiuno, di solito, fa la differenza. Il digiuno intermittente ha lo scopo di farti sentire bene e, se così non è, è giunto il momento di cambiare il tuo piano.

Tieni a mente due cose importanti mentre ti alleni quando sei a digiuno intermittente. La prima riguarda l'orario dei tuoi pasti. Il digiuno intermittente non riguarda solo le restrizioni estreme sulle calorie. Non è solo privazione. Invece, è questione di programmare bene i pasti in modo da non abbuffarti quando puoi nutrirti. Puoi mangiare in una piccola finestra, magari la sera o in una parte successiva della giornata.

Un digiuno che va da 12 a 18 ore è adatto per la maggior parte degli individui. Molte persone preferiscono digiunare per 16 ore, poiché possono adattarsi meglio ai loro impegni. Scoprirai cosa funziona meglio per le tue esigenze assicurandoti di ottenere i tuoi obiettivi.

Se hai problemi ad astenerti completamente dal cibo durante il giorno, allora prova a limitare la tua cena a una piccola porzione di cibo a basso indice glicemico. Ad esempio, puoi assumere porzioni salutari ogni 4-6 ore, come uova in camicia, proteine da verdure e frutta. Ogni volta che scegli di dormire, è meglio evitare di mangiare almeno 3 ore prima di andare a letto. Ciò contribuirà a ridurre al minimo il danno ossidativo del tuo sistema e può davvero rendere più facile seguire il digiuno intermittente.

Inoltre, nei giorni in cui ti alleni dovresti interrompere il digiuno con un pasto di recupero. Nei giorni in cui devi allenarti durante il digiuno, devi mangiare un pasto di recupero circa 30 minuti dopo aver finito di allenarti. L'aggiunta di proteine alla tua dieta aiuterà a migliorare il recupero muscolare.

È una buona idea, dopo aver mangiato quel pasto, digiunare di nuovo fino a quando non mangerai il pasto principale quella sera. Dopo ogni sessione di allenamento, è importante consumare un pasto di recupero adeguato. Ciò assicurerà che il tuo corpo riceva l'energia di cui ha bisogno e che non ci siano danni muscolari o cerebrali. Non saltare questo pasto e assicurati di assumerlo dopo l'allenamento entro 30 minuti.

Se pensi che sia difficile digiunare per 12-18 ore, puoi ottenere gli stessi risultati dall'esercizio e dal digiuno saltando la colazione e correndo al mattino quando hai lo stomaco vuoto. Questo perché mangiare un pasto abbondante prima di un allenamento, in particolare se ricco di carboidrati, inibisce il sistema nervoso simpatico e riduce gli effetti dell'esercizio sulla combustione dei grassi.

Consumare carboidrati prima di un allenamento, al fine di ottenere resistenza e vedere risultati va contro ai tuoi obiettivi. Mangiare troppi carboidrati stimola il sistema nervoso parasimpatico che promuove l'accumulo di energia e immagazzina calorie e carboidrati all'interno del corpo. Questa è l'ultima opzione da scegliere se stai lavorando su obiettivi a lungo termine.

Consigli per trarre il meglio dagli allenamenti

Non dovrebbe essere difficile allenarsi durante un digiuno intermittente. Il digiuno e il movimento fisico hanno lo scopo di aiutarti a sentirti bene, a costruire muscoli e a perdere pesogli. Alcuni dei modi in cui puoi assicurarti di fare davvero bene mentre ti alleni con un digiuno intermittente includono:

- **Inizia lentamente:** se non hai mai completato un programma di sollevamento pesi prima, dovrai iniziare lentamente. Anche se stai solo tornando a una routine di esercizi in corso, riconoscere i miglioramenti che hai fatto è fondamentale. Fallo lentamente in modo da sapere come influenzerà i tuoi risultati.

- **Aumenta il carico quando ti senti pronta:** se inizi a sentirti a tuo agio, è importante aggiungere costantemente più pesi. Con il tempo, i pesi con cui continuerai l'esercizio inizieranno a sembrare piuttosto leggeri e, se non apporti alcun cambiamento, vedrai rallentare le prestazioni. Questo non significa che dovresti forzare il tuo corpo oltre i suoi limiti, ma significa che se speri di vedere un successo continuo, devi aumentare la difficoltà della tua routine di esercizi su base regolare.

- **Più ripetizioni e più peso sono migliori per avere muscoli magri:** se stai cercando una costruzione muscolare magra, prova a fare meno ripetizioni con pesi più alti. Questo può drenare il corpo in modo più efficiente e fornire risultati migliori.

- **Non dimenticare di riscaldarti e fare allungamento:** solo perché hai bisogno di cambiare le tue abitudini alimentari, non devi tralasciare le parti di riscaldamento e allungamento del tuo programma di allenamento. Dedicare almeno 5 minuti all'inizio e alla fine dell'esercizio per allungare i muscoli non solo migliorerà le prestazioni, ma ridurrà anche la probabilità di lesioni.

- **Mantieni la forma:** a volte siamo troppo concentrati su quanto peso possiamo sollevare mentre ci alleniamo in palestra. Tuttavia, è più importante avere una forma corretta. Invece di aggiungere più peso e farlo male, è meglio eseguire un esercizio con meno peso ma in maniera corretta.

Benefici generali e sociali e D.I.

Tempo: quando ti preoccupi meno di dover interrompere costantemente la tua routine per mangiare, sarai sorpreso di quanto tempo hai per fare altre cose. Il digiuno intermittente ti dà più tempo per concentrarti su altre attività senza distrazioni.

- **Ti aiuta a risparmiare denaro:** quando non devi spendere soldi per mangiare tendi a spendere meno. Potresti consumare la stessa quantità di calorie ma quando ti concentri su un pasto al giorno risparmi di più.
- **Rende più facile viaggiare:** quando viaggi in paesi diversi non ti preoccuperai delle scelte dietetiche che devi fare. Questo ti dà più spazio e ti protegge dall'aumento di grasso e incoraggia la ripartizione dei nutrienti.
- **Aumenta la tua resistenza**: il digiuno intermittente si basa esclusivamente sugli acidi grassi illimitati immagazzinati nel corpo; quindi, la tua resistenza aumenta enormemente. Una volta che il tuo corpo si sarà abituato al digiuno non avrai più paura di rimanere senza energia.
- **Ammirazione:** non tutti potrebbero apprezzare i passi che stai facendo, ma posso garantire che alcuni dei tuoi amici e familiari ammireranno il tuo incredibile autocontrollo. Questo aumenterà il tuo ego e ti farà sentire molto bene.

- **Aumenta la tua forza di volontà**: il digiuno intermittente non richiede molta forza di volontà in quanto è facile da seguire. Attenersi ad esso ti fa provare una sensazione di autocontrollo e realizzazione. La ricerca ha dimostrato che ottenere il controllo e il successo in un'area rafforza la tua forza di volontà in altri aspetti della tua vita.

- **Aiuta ad evitare l'esaurimento dell'ego:** mentre sei a digiuno intermittente, tendi a prendere meno decisioni alimentari durante il corso della giornata, il che a sua volta ti salva dalla fatica e dal calo dell'ego. La ricerca ha dimostrato che il processo decisionale drena le tue riserve di energia e questo riduce la tua capacità decisionale.

- **Ti aiuta a capire la differenza tra appetito e fame:** con il digiuno intermittente, hai una migliore chiarezza fra appetito e fame reale. Questo ti aiuta a capire quale sia necessità e quale sia mero desiderio.

- **Ti aiuta a perdere la paura della fame:** il digiuno intermittente ti fa avere il controllo sul tuo appetito vorace. Più a lungo digiuni, meno fame avverti. Questo ti aiuterà a smettere di pianificare spuntini o a pensare quando dovrai mangiare.

- **Ti aiuta a gustare il cibo senza sensi di colpa o restrizioni**: il digiuno intermittente è una buona soluzione per dimagrire facilmente senza il senso di colpa o di restrizione. Durante il digiuno intermittente, puoi mangiare senza sentirti in colpa e comunque bruciare tutte le aree di grasso ostinate.

CAPITOLO 5:

Benefici ed effetti collaterali

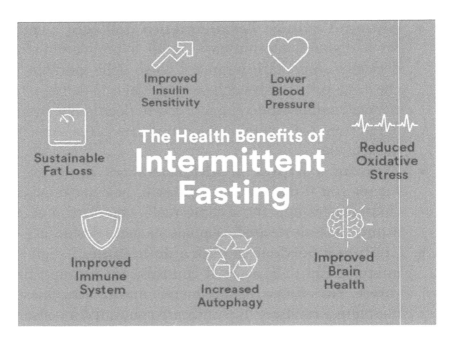

Traduzione: I benefici del digiuno intermittente sulla salute. Perdita di peso sostenibile, aumentata sensibilità insulinica, pressione sanguigna minore, ridotto stress ossidativo, salute cerebrale aumentata, autofagia aumentata, sistema immunitario migliore.

Il primo effetto che il corpo percepisce è un taglio nel suo apporto energetico. Questo impatto sulla funzionalità del corpo lo fa entrare in uno stato di **omeostasi** che, ricordiamo, è un processo di regolazione di ogni sistema che cerca di mantenere stabilità nel suo funzionamento fornendo energia a ciascuna delle sue parti: ossa, muscoli, organi, ormoni, ecc. In questo caso, quando l'approvvigionamento energetico del corpo viene interrotto, inizia a utilizzare l'energia immagazzinata specificamente per queste circostanze. Lo fa rapidamente segnalando al nostro cervello che abbiamo bisogno di ricostituire energia e, in assenza di cibo, il cervello si coordina con tutto il corpo per iniziare a utilizzare tutti i grassi, carboidrati, glucosio e così via, per mantenere il corpo in funzionamento. Per questo motivo, è impossibile bruciare il grasso corporeo in punti specifici, come nell'addome, nelle gambe o nel collo, ma lo fa in modo uniforme, ovunque ci siano depositi di grasso in eccesso e da aree in cui il grasso è difficile da spostare e dove è più accumulato. Per il nostro corpo, la totalità delle sue parti funge anche da grande riserva di energia.

Chiarito il motivo per cui il nostro corpo inizia a utilizzare l'energia immagazzinata sotto forma di grasso in eccesso, procediamo con lo scoprire quando si verifica questo processo.

La ragione più importante per cui i digiuni dovrebbero essere osservati con disciplina e rigore è che sono direttamente e strettamente correlati ai risultati ottenuti. Senza consumare alcun cibo, il corpo umano impiega circa 12-14 ore prima che gli allarmi vengano attivati in tutto il nostro sistema e inizi a utilizzare l'energia immagazzinata. In questo caso sarebbe opportuno seguire un digiuno minimo compreso tra le 12 o le 14 ore rispettivamente (ovviamente questo dipenderà sempre dal tipo di digiuno intermittente scelto e consigliato dal tuo medico). Questo stato di allarme -per così dire- in cui il corpo inizia a bruciare le sue riserve è noto come processo di **chetosi**. Come ogni processo di allarme, questo deriva da una risposta che l'organismo attiva di fronte all'emergenza della privazione di cibo e, quindi, di fonte di energia. Gli stati di allarme, in generale, sono solitamente legati ad alti livelli di tensione tra gli agenti coinvolti e colpiti dalla situazione che giustifica l'emergenza. Pertanto, è importante comprendere che stati di allarme prolungati, pur mirando in definitiva a ristabilire l'equilibrio del corpo, possono diventare rischiosi a causa degli elevati carichi di stress che possono sfociare in uno stato di emergenza permanente. Non solo nel contesto del digiuno intermittente, ma anche in qualsiasi altro tipo di stress eccessivo, come quello fisico (muscolari atrofizzati), e quello mentale (ansia cronica).

Pertanto, questo processo omeostatico, di autoregolazione, presenta alcuni importanti vantaggi e svantaggi da considerare riducendo le minacce che può rappresentare per la propria salute.

I benefici del D.I.

Perdita di peso

Il digiuno intermittente passa da periodi di alimentazione a periodi di digiuno. Se digiuni, naturalmente, il tuo apporto calorico diminuirà e ti aiuterà anche a mantenere la perdita di peso. Ti impedisce anche di indulgere in un'alimentazione sconsiderata. Ogni volta che mangi qualcosa, il tuo corpo converte il cibo in glucosio e grasso. Usa questo glucosio immediatamente e immagazzina il grasso per un uso successivo. Quando salti alcuni pasti, il tuo corpo inizia a raggiungere le sue riserve interne di grasso per fornire energia. Non appena il corpo inizia a bruciare grassi a causa della carenza di glucosio, inizierai a perdere peso. Inoltre, la maggior parte del grasso che perdi proviene dalla regione addominale. Se vuoi una pancia piatta, allora questa è la dieta perfetta per te.

Affronta il diabete

Il diabete è di per sé una minaccia significativa. È anche un indicatore primario dell'aumento dei fattori di rischio di varie malattie cardiovascolari come infarti e ictus.

Quando il livello di glucosio aumenta in modo allarmante nel flusso sanguigno e non c'è abbastanza insulina per elaborare questo glucosio, provoca il diabete. Quando il tuo corpo resiste all'insulina, diventa difficile regolarne i livelli nel corpo. Il digiuno intermittente riduce la sensibilità all'insulina e aiuta a combattere il diabete.

Sonno

La mancanza di sonno è una delle principali cause dell'obesità. Quando il tuo corpo non dorme abbastanza, il meccanismo interno di combustione dei grassi ne risente.

Il digiuno intermittente regola il ciclo del sonno e, a sua volta, fa sì che il tuo corpo bruci i grassi in modo efficace. Un buon ciclo del sonno ha diversi benefici fisiologici: ti fa sentire energico e migliora il tuo umore generale.

Resistenza alle malattie

Il digiuno intermittente aiuta nella crescita e nella rigenerazione delle cellule. Sapevi che il corpo umano ha un meccanismo interno che aiuta a riparare le cellule danneggiate? Il digiuno intermittente aiuta a dare il via a questo meccanismo. Migliora il funzionamento generale di tutte le cellule del corpo. Quindi, è direttamente responsabile del miglioramento del meccanismo di difesa naturale del tuo corpo aumentando la sua resistenza a malattie.

Un cuore sano

Il digiuno intermittente aiuta nella perdita di peso, migliorando così la tua salute cardiovascolare. Un accumulo di placca nei vasi sanguigni è noto come aterosclerosi, che è la causa principale di varie malattie cardiovascolari. L'endotelio è il rivestimento sottile dei vasi sanguigni e qualsiasi disfunzione in esso provoca l'aterosclerosi.

L'obesità è il problema principale che affligge l'umanità ed è anche la ragione principale dell'aumento dei depositi di placca nei vasi sanguigni. Anche lo stress e l'infiammazione aumentano la gravità di questo problema. Il digiuno intermittente contrasta l'accumulo di grasso e aiuta a combattere l'obesità. Quindi, tutto ciò che devi fare è seguire i semplici protocolli del digiuno intermittente per migliorare la tua salute generale.

Un intestino sano

Ci sono diversi milioni di microrganismi presenti nel tuo sistema digestivo. Questi microrganismi aiutano a migliorare il funzionamento generale del sistema digestivo e sono noti come microbioma intestinale. Il digiuno intermittente migliora la salute di questi microbiomi e migliora la salute dell'apparato digerente. Un sistema digestivo sano promuove un migliore assorbimento del cibo e migliora il funzionamento dello stomaco.

Infiammazioni ridotte

Ogni volta che il tuo corpo sente che c'è un problema interno, la sua difesa naturale è **l'infiammazione**. Ciò non significa che tutte le forme di infiammazione siano desiderabili. L'infiammazione può causare diverse gravi condizioni di salute come l'artrite, l'aterosclerosi e altri disturbi neurodegenerativi.

Qualsiasi infiammazione di questa natura è nota come infiammazione cronica, che è piuttosto dolorosa e può limitare anche i movimenti del corpo. Se vuoi tenere sotto controllo l'infiammazione, il digiuno intermittente sarà sicuramente utile.

Promuove la riparazione cellulare

Quando digiuni, le cellule del tuo corpo iniziano il processo di rimozione dei rifiuti. Ciò significa la rottura di tutte le cellule e le proteine disfunzionali ed è noto come **"autofagia"**. Offre protezione contro diverse malattie degenerative come l'Alzheimer e il cancro. Non ti piace accumulare spazzatura in casa, vero? Allo stesso modo, il tuo corpo non deve trattenere tossine inutili. L'autofagia è il modo in cui il corpo si libera di tutto ciò che è inutile.

Maggiore concentrazione e potenza cerebrale

Se sottoposti a lunghi periodi senza cibo, i mammiferi, compreso l'uomo, iniziano a sperimentare una diminuzione delle dimensioni degli organi. Uno di questi organi è il cervello. Mentre alcuni organi ritornano alla loro dimensione originale nel tempo, altri possono essere colpiti a lungo termine.

Il cervello gestisce la funzione cognitiva di base del corpo. Per funzionare correttamente e ottenere i nutrienti necessari, ha bisogno di tornare alle sue dimensioni originali. Tuttavia, se il cervello diventa troppo annebbiato, ottenere i nutrienti alimentari necessari sarà piuttosto difficile, il che potrebbe portare alla malnutrizione e persino essere fatale. Tuttavia, durante un periodo più breve di scarsità di cibo, il cervello diventa iperattivo nella sua ricerca di cibo come meccanismo di sopravvivenza.

L'eccessiva disponibilità di cibo e il mangiare costantemente ci rendono poco lucidi. Dopo aver mangiato un pasto davvero abbondante, probabilmente entrerai in un "coma alimentare" e ti sentirai assonnato e dormirai, o forse guarderai il tuo programma TV preferito su Netflix piuttosto che ottenere la motivazione per raggiungere i tuoi obiettivi. Senza dubbio, la soddisfazione dal cibo fa perdere naturalmente all'uomo la spinta a perseguire i suoi obiettivi, il che alla fine porta a ottundere il cervello. Con questo in mente, sappi che quando digiuni, le tue capacità cognitive vengono accelerate. Ciò migliora la tua acutezza mentale, permettendoti di raggiungere i tuoi obiettivi relativi alla salute invece di nutrirti eccessivamente.

È da chiarire che non esiste alcuna ricerca scientifica a sostegno dell'idea che il digiuno intermittente alteri negativamente la prontezza mentale. Il digiuno non influenzerà in alcun modo la tua funzione cognitiva, come umore, prontezza mentale, tempo di reazione, forza di volontà e sonno. Al contrario, queste funzioni vengono potenziate durante il digiuno.

Il digiuno promuove l'autofagia e protegge i neuroni

Questo è uno dei tanti meravigliosi benefici del digiuno intermittente, che molte persone dovrebbero aspettarsi con impazienza. Il digiuno è sorprendente, in quanto preserva le cellule del cervello dalla degenerazione. Questo perché il digiuno previene la morte neurale.

Inoltre, il digiuno innesca anche il processo di autofagia nel cervello, quando il corpo è pieno di cellule sane, attive e migliorate, è forte e ben attrezzato per combattere qualsiasi malattia.

Con l'autofagia, il rischio di infezione virale, così come la duplicazione di parassiti intracellulari, si riduce drasticamente.

Questo riduce i patogeni intracellulari, come le cellule tumorali. Inoltre, il cervello e le altre cellule dei tessuti del corpo sono protetti da crescita anormale, infiammazione e tossicità.

Rischio ridotto di depressione

Con il digiuno intermittente, c'è un aumento dei livelli di un neurotrasmettitore chiamato "fattore neurotrofico". Quando il corpo è carente di questo neurotrasmettitore, è più probabile che si inneschino problemi significativi come la depressione e altri disturbi dell'umore. Quindi, il digiuno intermittente è davvero utile per migliorare la prontezza mentale e l'umore.

Un paio di funzioni metaboliche vengono attivate quando digiuniamo, migliorando la salute del cervello. Questo spiega perché le persone che praticano il digiuno intermittente hanno livelli più bassi di infiammazione, bassi livelli di zucchero nel sangue e ridotto stress ossidativo. Ci sono anche indicazioni che il digiuno intermittente può proteggere il cervello dal rischio di ictus.

Il digiuno intermittente favorisce la regolazione immunitaria

Quando digiuni, parte dell'obiettivo principale del corpo è mantenere sano il sistema immunitario. Per questo consigliamo di bere molta acqua durante il periodo del digiuno intermittente, e anche dopo. L'acqua può essere aromatizzata con altri agenti disintossicanti che rimuovono le tossine dal sistema digestivo e riducono il numero di microbi intestinali malsani. Tieni presente che il numero di microbi intestinali presenti nel tratto gastrointestinale è direttamente correlato alla funzione del sistema immunitario.

Il digiuno intermittente determina il numero di citochine infiammatorie nel corpo. Quindi, aiuta a regolare il sistema immunitario generale del corpo. Nel corpo abbiamo due citochine significative che causano infiammazione: l'interleuchina-6 e il fattore di necrosi tumorale alfa. Il digiuno sopprime il rilascio di queste citochine infiammatorie pro-infiammatorie.

Il digiuno intermittente riduce il rischio di malattie croniche

Le persone che vivono con malattie autoimmuni croniche come il morbo di Crohn, la colite ulcerosa, l'artrite reumatoide e il lupus sistemico vedranno sicuramente un notevole miglioramento con il digiuno intermittente. L'idea è semplice. Il digiuno riduce la velocità di un processo infiammatorio estremo nel corpo di queste persone, ottenendo una funzione immunitaria ideale.

Ad esempio, le cellule tumorali hanno tra 10 e 70 recettori per l'insulina in più rispetto alle cellule del corpo sane. Ciò accade a causa della scomposizione dello zucchero per il carburante. Con il digiuno intermittente, le cellule tumorali sono affamate di assunzione di zucchero. Questo condiziona le cellule a subire danni da radicali liberi.

Migliora i meccanismi di riparazione genetica

La tendenza del corpo a vivere più a lungo aumenta quando non riceve cibo a sufficienza. Questo perché, con il digiuno intermittente, c'è la riparazione e la rigenerazione delle cellule che avviene attraverso un meccanismo di riparazione nel corpo. Ciò è comprensibile, poiché l'energia richiesta per la riparazione cellulare è minore rispetto a quella necessaria per la creazione o la divisione cellulare. Quindi, durante il periodo di digiuno intermittente, la divisione cellulare e la creazione nel corpo si riducono. Questo è un processo necessario, vitale, soprattutto per la guarigione delle cellule maligne, che prosperano a causa della divisione cellulare anormale.

L'ormone della crescita umano **(GH=growth hormone)** è responsabile del processo di riparazione cellulare, nel nostro corpo. Questo ormone provoca cambiamenti nel metabolismo che causano la riparazione dei tessuti e la combustione dei grassi. Pertanto, quando digiuniamo, il corpo può concentrarsi maggiormente sulla riparazione dei tessuti corporei con aminoacidi ed enzimi. Questo ripristina il collagene dei tessuti e innesca anche un miglioramento delle ossa, dei legamenti, dei tendini e della funzione muscolare generale nel corpo.

Riduce i rischi di cancro

Infine, gli studi hanno scoperto che l'intermittenza può ridurre la probabilità di sviluppare il cancro e contribuire a rendere il trattamento più efficace. Come sai, il digiuno intermittente può aiutare a trattare lo stress ossidativo e il danno cellulare, entrambi causa di cancro. Riducendo questo danno, puoi quindi ridurre il rischio di sviluppare il cancro in futuro. Ma non è tutto. Recenti ricerche hanno evidenziato che, quando si pratica il digiuno a breve termine, il trattamento chemioterapico risulterebbe più efficace nel prendere di mira e nel trattare il cancro al seno e il cancro della pelle. Non solo la chemioterapia stessa è diventata più efficace, ma il sistema immunitario è stato anche in grado di combattere meglio le cellule cancerose e le escrescenze, il che è positivamente curioso poiché la chemioterapia, al contrario, è nota per ridurre drasticamente il sistema immunitario di una persona.

Potenziali effetti collaterali del D.I.

Attacchi d'ansia

Un effetto collaterale della disintossicazione attraverso il digiuno intermittente è l'attacco di ansia. Questo può accadere quando si elimina il cibo per un lungo periodo di tempo, soprattutto se si è alle prime armi con il digiuno intermittente. Un attacco di ansia può venire perché senti che non stai ricevendo abbastanza nutrizione o ti mancano i tuoi soliti orari di alimentazione.

Disturbi digestivi

Poiché il digiuno intermittente ha una componente disintossicante, potresti provare disturbi digestivi durante le tue prime esperienze. Ciò è dovuto al fatto che il tuo corpo elimina gran parte della materia residua nel tuo corpo oltre a espellere semplicemente tutto ciò che è ancora rimasto nel tratto digestivo.

Anche se questo è normale in una certa misura, è necessario prestare attenzione se si verifica una grave diarrea. Questo può essere particolarmente vero se entri in un periodo di digiuno dopo aver mangiato troppo il giorno precedente. Finché non è qualcosa che ritieni anormale, puoi attribuirlo al processo di disintossicazione. Tuttavia, se i sintomi non regrediscono, potrebbe essere necessario consultare immediatamente un medico.

Potresti fare fatica a mantenere i livelli di zucchero nel sangue

Sebbene la dieta a digiuno intermittente tenda a migliorare i livelli di zucchero nel sangue nella maggior parte delle persone, questo non è sempre vero per tutti. Alcune persone che seguono la dieta a digiuno intermittente possono scoprire che la loro capacità di mantenere un livello di zucchero nel sangue sano è compromessa.

Il motivo per cui ciò accade varia. Per alcune persone, non mangiare abbastanza spesso può incoraggiare questo fenomeno. Per altri, passare troppo velocemente o intraprendere un ciclo di digiuno troppo intenso troppo presto può provocare uno shock al corpo che provoca una strana fluttuazione dei livelli di zucchero nel sangue.

Potresti sperimentare squilibri ormonali

Un certo grado di digiuno, specialmente quando eseguito correttamente, può aiutarti ad avere livelli ormonali più sani. Tuttavia, per alcune donne, il digiuno intermittente può portare a uno squilibrio malsano degli ormoni. Ciò può causare una serie di diversi sintomi come mal di testa, affaticamento e persino problemi mestruali, seguire i consigli del medico curante, in questi casi e sempre una saggia idea.

Ancora una volta, la ragione dello squilibrio ormonale varia. Per alcune persone, in particolare quelle che sono già a rischio, il digiuno intermittente può innescare questi squilibri. Mangiare pasti non ricchi di sostanze nutritive e vitamine può portare a non avere abbastanza nutrimento per sostenere i livelli ormonali.

Se inizi a manifestare squilibri ormonali quando inizi una dieta a digiuno intermittente, è essenziale interrompere e consultare immediatamente il medico. Scoprire dove sono le carenze e come correggerle è vitale. Avere ormoni squilibrati per troppo tempo può portare a malattie e disturbi che richiedono un'attenzione costante per tutta la vita.

Mal di testa

Un sintomo comune che può interessarti durante il digiuno è il mal di testa. Questa è una reazione naturale del cervello all'improvviso cambiamento nella composizione chimica a seguito del processo di disintossicazione. Potresti scoprire di avere un leggero mal di testa che svanirà da solo.

Tuttavia, un mal di testa forte e persistente può essere un effetto collaterale del processo di disintossicazione o semplicemente una mancanza di cibo. Dal momento che hai lo stomaco vuoto, l'assunzione di farmaci per il mal di testa sarebbe sconsigliabile in quanto potrebbe causare disturbi digestivi. Se il tuo mal di testa fosse insopportabile, potresti aver bisogno di mangiare e intanto assumere il farmaco.

Una diminuzione del livello di zucchero nel sangue e il rilascio di ormoni dello stress da parte del cervello a causa del digiuno sono possibili cause di mal di testa durante la finestra del digiuno. I problemi possono anche essere un messaggio chiaro del tuo corpo che ti dice che sei a corto di acqua e ti stai disidratando. Questo può accadere se sei completamente assorbito dalle tue attività quotidiane e dimentichi di bere la quantità di acqua necessaria al tuo corpo durante il digiuno.

Per gestire il mal di testa, assicurati di rimanere ben idratato durante la finestra del digiuno. Tieni presente che il superamento della quantità di acqua richiesta al giorno può anche causare effetti negativi. Anche ridurre il livello di stress può tenere lontano il mal di testa.

Attacchi di fame

Durante i tuoi periodi di digiuno, potresti scoprire di avere livelli di desiderio più alti del solito. Questo accade spesso perché stai dicendo a te stesso che non puoi mangiare, quindi improvvisamente inizi a desiderare cibi diversi. Mentre pensi al cibo, inizierai a pensare ai diversi piatti che ti piacciono e che desideri. Poi iniziano le voglie.

All'inizio, potresti anche trovarti a desiderare più dolci o carboidrati perché il tuo corpo è alla ricerca di un colpo di energia attraverso il glucosio. Anche se non vuoi avere livelli eccessivi di zucchero durante la tua finestra alimentare, poiché questo è dannoso per la glicemia, puoi sempre averne un po'. La capacità di soddisfare le tue voglie è uno dei vantaggi di seguire una dieta che non sia così restrittiva come lo sono altre.

Calo di energia

Una sensazione di letargia non è rara durante il digiuno, soprattutto all'inizio. Questa è la reazione naturale del tuo corpo al passaggio della sua fonte di energia dal glucosio nei tuoi pasti al grasso immagazzinato nel tuo corpo. Quindi, aspettati di sentirti un po' meno energico nelle prime settimane di digiuno intermittente. Per risolvere la sensazione di letargia, cerca il più possibile di stare lontano da attività eccessivamente faticose. Mantieni un basso profilo. Trascorrere più tempo a dormire o semplicemente rilassarsi è un altro modo giusto per garantire che le tue riserve di energia non si esauriscano troppo rapidamente. Le prime settimane non sono il momento per mettere alla prova i tuoi limiti o spingerti oltre.

Cattivo umore

Potresti sentirti nervoso durante il digiuno, anche se sei una persona che normalmente ha un buon carattere. La ragione della sensazione di nervosismo è semplice. Hai fame, ma non mangi e stai lottando per tenere sotto controllo le tue voglie, inoltre potresti già sentirti stanco e pigro. Aggiungi tutto questo ai cambiamenti ormonali interni dovuti al forte calo dei livelli di zucchero nel sangue, e non c'è da meravigliarsi se sei di umore così cattivo. Gli animi possono facilmente divampare e potresti irritarti rapidamente. Questo è normale quando si inizia un digiuno.

Eccesso di minzione

Il digiuno tende a farti andare in bagno più frequentemente del solito. Questo è un effetto collaterale previsto poiché stai bevendo più acqua e altri liquidi rispetto a prima. Evitare l'acqua per ridurre il numero di volte in cui si usa il bagno non è affatto una buona idea, da qualsiasi punto di vista. Ridurre l'assunzione di acqua durante il digiuno renderà il tuo corpo disidratato molto rapidamente. Se ciò accade, perdere peso sarà l'ultimo dei tuoi problemi. Qualunque cosa tu faccia, non evitare di bere acqua durante il digiuno. Fare questo significherebbe spianare la strada a un enorme disastro. Non farlo.

Bruciore di stomaco, gonfiore e costipazione

Il tuo stomaco è responsabile della produzione di acido gastrico, che viene utilizzato per abbattere il cibo e innescare il processo di digestione. Quando mangi pasti frequenti, pasti insolitamente abbondanti, regolarmente, il tuo corpo è abituato a produrre elevate quantità di acido gastrico per scomporre il cibo. Quando passi a una dieta a digiuno, il tuo stomaco deve abituarsi a non produrre tanto acido gastrico. Potresti anche notare un aumento della stitichezza e del gonfiore. Le persone che mangiano regolarmente consumano elevate quantità di fibre e proteine che supportano un sano processo di digestione. Quando passi al ciclo di digiuno intermittente, puoi ancora mangiare un volume elevato di fibre e proteine. Man mano che scopri le giuste abitudini alimentari che funzionano per te potrebbe volerci un po' di tempo prima che ti abitui a trovare modi per lavorare con abbastanza fibre e proteine per mantenere la digestione fluida.

Il bruciore di stomaco potrebbe non essere un effetto avverso diffuso, ma a volte si verifica in alcuni individui. Il tuo stomaco produce acidi altamente concentrati per aiutare a scomporre gli alimenti che consumi. Ma quando digiuni, non c'è cibo nel tuo stomaco da scomporre, anche se gli acidi sono già stati prodotti per quello scopo. Questo può portare a bruciore di stomaco.

Gonfiore e costipazione di solito vanno di pari passo e possono essere molto fastidiosi per le persone che ne soffrono a causa del digiuno. Seguendo il consiglio di bere quantità adeguate di acqua di solito si tiene sotto controllo il gonfiore e la stitichezza. Il bruciore di stomaco in genere si risolve rapidamente, ma puoi prendere una o due compresse antiacido se persiste. Potresti anche considerare di mangiare meno cibi piccanti quando interrompi il digiuno.

Potresti sperimentare bassa energia e irritabilità

Fino ad ora, il tuo corpo è stato abituato a ricevere un flusso costante di energia durante il giorno. Dal momento in cui ti svegli fino al momento in cui vai a letto, il tuo corpo ha assorbito energia dai cibi che mangi. Quindi, quando smetti di mangiare regolarmente, il tuo corpo diventa confuso. Deve imparare a creare la sua energia piuttosto che fare affidamento sul calore che gli viene offerto dal cibo che stai mangiando.

A seconda di come stai mangiando, il tuo corpo potrebbe anche abituarsi a consumare grassi come fonte di carburante piuttosto che carboidrati. Ciò significa che, oltre a perdere la sua fonte di energia primaria, ora deve imparare un nuovo modo di consumare energia e riconoscere da dove proviene. Questo può portare a un calo di energia. Fai cose che necessitano la minima quantità di energia. Se sei una persona che si allena regolarmente, ridurre la quantità di allenamento o passare a un allenamento più rilassato come lo yoga può aiutarti durante il periodo di transizione.

Potresti iniziare a sentire freddo

Quando inizi ad adattarti alla tua dieta a digiuno intermittente, potresti scoprire che le dita delle mani e dei piedi diventano piuttosto fredde.

Ciò accade perché il flusso sanguigno verso le riserve di grasso è in aumento, quindi il flusso sanguigno alle estremità diminuisce leggermente. Questo aiuta il tuo corpo a spostare il grasso verso i muscoli in modo che possa essere bruciato come combustibile per mantenere alti i livelli di energia.

Potresti ritrovarti a mangiare troppo

Le possibilità di mangiare troppo durante la pausa del digiuno sono alte, soprattutto per chi ha appena iniziato.

Comprensibilmente, ti sentirai come se stessi morendo di fame dopo essere rimasto senza cibo più a lungo di quanto sei abituato.

È questa fame che fa sì che alcune persone mangino in fretta e superino le dimensioni del loro pasto standard e l'apporto calorico medio. Per altri, l'eccesso di cibo può essere il risultato di un appetito incontrollabile.

La fame può spingere alcune persone a preparare troppo cibo per le loro finestre alimentari e, se non riescono a controllare il proprio desiderio, continuano a mangiare anche quando sono sazi. Mangiare troppo o abbuffarsi quando interrompi il digiuno renderà difficile raggiungere il tuo obiettivo di salute e forma fisica ottimali.

Morsi della fame

Le persone che iniziano il digiuno intermittente possono inizialmente sentirsi piuttosto affamate. Questo è particolarmente comune se sei il tipo di persona che tende a mangiare pasti regolari ogni giorno.

Se inizi ad avere fame, puoi scegliere di aspettare se hai una finestra per mangiare proprio dietro l'angolo. Tuttavia, se c'è un periodo di attesa più lungo o ti senti eccessivamente affamato, dovresti mangiare. Sentirsi affamati al punto da soffrire o essere distratti non è utile e non ti sosterrà nell'intraprendere con successo la dieta del digiuno intermittente.

CAPITOLO 6:

Piano alimentare dedicato di 14 giorni

Giorno	Ricette per la colazione	Ricette per il pranzo o la cena	Ricette spuntini
1	Colazione con insalata Mediterranea	Bistecca alla griglia, funghi, e spiedini di cipolle	Insalata mediterranea con pomodori, Feta ed erbe fresche
2	Salmone affumicato e uova in camicia su pane tostato	Polpette di tacchino	Terrina di quinoa con yogurt, datteri e mandorle
3	Crema di ricotta al miele e mandorle con pesche	Pollo al Marsala	Frullato al cioccolato e burro di mandorle
4	Uova Mediterranee	Bistecche di cavolfiore con salsa di melanzane	Composta di mele alla vaniglia
5	Uova al forno a basso contenuto di carboidrati con avocado e feta	Pollo al limone e capperi	Frullato di fragole e rabarbaro

6	Frittelle di albumi con pomodori arrostiti	Pollo arrosto alle erbe	Mix di mele e datteri
7	Pancakes con frutti di bosco e pinoli	Terrina Mediterranea	Frullato di noci e datteri
8	Muffin all'uovo con feta mediterranea e quinoa	Gustoso cosciotto di agnello	Composta di pere al limone
9	Uova alla Mediterranea	Germogli di cavolo e agnello	Insalata di fragole
10	Spanakopita senza pasta	Coregone in crosta di pistacchio	Semifreddo avena e frutta
11	Avena overnight con datteri e noci	Pesce alla griglia su limoni	Frozen Yogurt ai mirtilli
12	Terrina con quinoa greca	Pesce in padella	Sorbetto al litchi deliziosamente freddo
13	Frittata Mediterranea	Bastoncini di pesce in polenta croccanti	Tostadas
14	Fichi caramellati al miele con yogurt greco	Croccanti bastoncini di pesce fatti in casa	Mele cotte

Ricette per la colazione

1. Colazione con insalata mediterranea

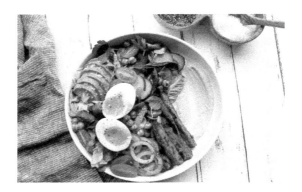

Preparazione: 10 minuti
Tempo di cottura: 20 minuti
Porzioni: 4
Ingredienti:
- 4 uova intere
- 400 gr di pomodorini o pomodori tagliati a metà o a spicchi
- 5 mazzetti di rucola
- 1/2 cetriolo semi tritato
- 1 avocado grande
- 250 gr di quinoa cotta o raffreddata
- erbe miste tritate come aneto e menta q.b.
- 200 gr di mandorle tritate
- 1 limone
- Olio extravergine d'oliva
- Sale marino
- Pepe nero appena macinato

Procedimento:

1. In questa ricetta le uova sono il primo ingrediente da cuocere. Inizia con la bollitura delle uova.
2. Per fare ciò, è necessario aggiungere acqua in una padella e scaldarla fino all'ebollizione.
3. Quando inizia a bollire, ridurre il fuoco, aggiungere le uova all'acqua e lasciar cuocere per circa 6 minuti.
4. Dopo averle bollite, lavare le uova con acqua fredda e metterle da parte. Sbucciare le uova quando sono fredde e pronte per l'uso.
5. Unire quinoa, rucola, cetrioli e pomodori in una ciotola e condire con olio d'oliva, sale e pepe.
6. Una volta fatto tutto questo, servire l'insalata su quattro piatti e guarnirla con le fette di avocado e le uova dimezzate.
7. Dopodiché, condire con altro pepe e sale.
8. Infine, guarnire con mandorle e cospargere di erbe aromatiche insieme a scorza di limone e olio d'oliva.

Valori nutrizionali:
- Calorie: 85
- Proteine: 3.4 g
- Grassi: 3.46 g
- Carboidrati: 6.71 g

2. Salmone affumicato e uova in camicia su pane tostato

Preparazione: 10 minuti
Tempo di cottura: 4 minuti
Porzioni: 4
Ingredienti:
- 50 gr di avocado, purè
- 2 fette di pane, tostate
- Un pizzico di sale kosher e pepe nero macinato
- 1/4 di cucchiaino di succo di limone appena spremuto
- 2 uova in camicia
- 100 gr di salmone affumicato
- 1 cucchiaio di scalogno affettato sottilmente
- Spruzzata di salsa di soia Kikkoman (opzionale)

Procedimento:
1. Schiacciare l'avocado in una piccola ciotola. Quindi aggiungere il succo di limone e un pizzico di sale. Mescolare bene e mettere da parte.
2. Dopodiché, mettere in camicia le uova e tostare il pane.
3. Una volta tostato il pane, è necessario spalmare il purè di avocado su entrambe le fette e poi aggiungere su ogni fetta il salmone affumicato.
4. Quindi, posizionare con cura le uova in camicia sulle fette di pane tostato.
5. Infine, aggiungere una spruzzata di salsa di soia Kikkoman e un po' di pepe macinato;

Valori nutrizionali:
- Calorie: 459
- Proteine: 31 g
- Grassi: 22 g
- Carboidrati: 33 g

3. Crema di ricotta al miele e mandorle con pesche

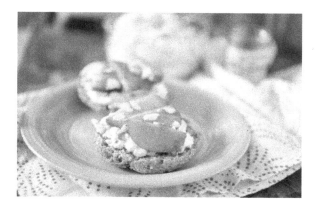

Preparazione: 5 minuti
Tempo di cottura: 8 minuti
Porzioni: 4.
Ingredienti:

- 200 gr Mandorle a fette.
- 1 ricotta intera.
- mezzo cucchiaino. estratto di mandorla scorza di un'arancia (facoltativo).
- 1 cucchiaino. miele.
- Abbondante pane tostato integrale.
- Muffin inglese o bagel.
- 2 Pesche a fette.
- Miele extra per condire q.b.

Procedimento:

1. Tagliare le pesche a spicchi, spennellarle con olio d'oliva e metterle da parte.
2. Prendi una ciotola; unire gli ingredienti per il ripieno. Mettere da parte.
3. Quindi preriscaldare il grill a una temperatura media.
4. Mettere le pesche su una griglia unta, con il lato tagliato rivolto verso il basso.

5. Chiudere, coprire e grigliare finché le pesche non si sono ammorbidite, circa 6-10 minuti, a seconda delle dimensioni delle pesche.
6. Quindi disporre le metà delle pesche su un piatto da portata.
7. Posizionare ca. 1 cucchiaio di composto di ricotta sopra il tuo pane tostato, bagel o muffin (puoi anche usare un piccolo cucchiaio).
8. Cospargere con mandorle a lamelle, amaretti tritati e miele.
9. Decorare con le foglie di menta.

Valori nutrizionali:
- Calorie: 187
- Proteine: 7 g
- Grassi: 9 g
- Carboidrati: 18 g

4. Uova alla mediterranea

Preparazione: 10 minuti
Tempo di cottura: 20 minuti
Porzioni: 8
Ingredienti:
- 400 gr di spinaci, tritati finemente
- 1/2 cipolla gialla, finemente tagliata a dadini
- 100 gr di pomodori secchi a fette
- 4 foglie grandi di basilico, tritate finemente
- Pepe e sale qb
- 100 gr tazza di formaggio feta sbriciolato
- 8 uova grandi
- 1/4 tazza di latte (qualsiasi tipo)

Procedimento:
1. Riscaldare il forno a 190°C. Quindi, stendere la sfoglia in un rettangolo di 30x20 cm. Tagliare il foglio a metà, longitudinalmente. Successivamente, tagliare ciascuna metà trasversalmente in 4 pezzi, formando 8 pezzi di pasta (10x7 cm). Quindi, premere ogni pezzo di pasta all'interno e verso l'alto sui lati della tazza per muffin non unta.
2. Tagliare l'impasto in eccesso per evitare che si tocchi. Mettere da parte. Quindi, unire le uova, il sale, il pepe nella ciotola e sbattere bene. Mettere da parte.
3. Sciogliere il burro in una padella da 30 cm a fuoco medio finché non scoppietta; aggiungere i peperoni.
4. Cuocere, mescolando di tanto in tanto, per 2-3 minuti o finché non sono croccanti.
5. Successivamente, aggiungere le foglie di spinaci; continuare la cottura fino a quando gli spinaci non saranno appassiti. Quindi aggiungere il composto di uova e il prosciutto.
6. Dividere il composto in modo uniforme tra i pirottini da muffin preparati.
7. Infine, infornare per 14-17 minuti o finché l'impasto non diventa dorato.

Valori nutrizionali:
- Calorie: 240
- Proteine: 9 g
- Grassi: 16 g
- Carboidrati: 13 g

5. Uova al forno a basso contenuto di carboidrati con avocado e feta

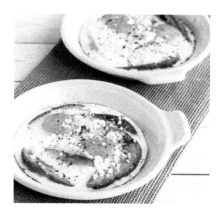

Preparazione: 10 minuti
Tempo di cottura: 15 minuti
Porzioni: 2
Ingredienti:

- 1 avocado - 4 uova
- 2–3 cucchiai di feta sbriciolato
- Spray da cucina antiaderente.
- Pepe e sale per condire

Procedimento:

1. Per prima cosa, preriscaldare il forno a 200 °C.
2. Una volta che il forno ha raggiunto la temperatura desiderata, adagiare i piatti direttamente sulla teglia.
3. Lasciare riscaldare i piatti in forno per circa 10 minuti. Dopo questo processo, devi rompere le uova in stampini individuali. Quindi, lasciare riposare l'avocado e le uova finché non raggiungono la temperatura ambiente per ca. 10 minuti.
4. Sbucciare bene l'avocado e tagliare ciascuna metà in 6-8 fette. Ora rimuovere le stoviglie dal forno e spruzzarle con uno spray antiaderente. Disporre le fette di avocado nei piatti e

aggiungere due uova in ogni piatto. Cospargere con feta, aggiungere pepe e sale per condire.

Valori nutrizionali:
- Calorie: 280
- Proteine: 11 g
- Grassi: 23 g
- Carboidrati: 10 g

6. Frittella con albumi e pomodori arrostiti

Preparazione: 15 minuti
Tempo di cottura: 10 minuti
Porzioni: 2
Ingredienti:

- ¼ di tazza con albumi d'uovo
- 1 cucchiaino di erbe fresche tritate come rosmarino, basilico, prezzemolo
- 1 ciabatta ai semi integrali
- 1 cucchiaino di burro
- 1-2 fette di formaggio Muenster
- 1 cucchiaio di pesto
- 200 gr pomodori arrostiti
- 280 gr di pomodori a grappolo
- 1 cucchiaio di olio extravergine d'oliva
- Pepe nero e sale qb

Procedimento:

1. In una piccola padella antiaderente, iniziare sciogliendo il burro a fuoco medio
2. Quindi, mescolare gli albumi insieme al pepe e al sale.
3. Cospargere con erbe fresche.
4. Cuocere le uova per quasi 3-4 minuti o fino a quando le uova sono cotte, quindi girare con cura.
5. Nel frattempo, tostare la ciabatta.
6. Quindi posizionare l'uovo cotto sulla metà inferiore della ciabatta e completare con il formaggio.
7. Aggiungere i pomodori arrostiti alla metà superiore della ciabatta.
8. Per arrostire i pomodori, preriscaldare il forno a 300 °C.
9. Quindi, tagliare i pomodori a metà nel senso della lunghezza.
10. Mettere sulla teglia e condire con olio d'oliva.
11. Condirli con pepe e sale e arrostirli in forno per circa 20 minuti. Le pelli appariranno avvizzite al termine.

Valori nutrizionali:
- Calorie: 458
- Proteine: 21 g
- Grassi: 24 g
- Carboidrati: 51 g

7. Pancakes allo yogurt greco

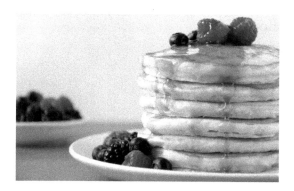

Preparazione: 10 minuti
Tempo di cottura: 5 minuti
Porzioni: 2
Ingredienti:

- 100 gr farina di tipo "0.0" - 100 gr farina integrale
- 1/4 cucchiaino di sale - 4 cucchiaini lievito in polvere
- 1 cucchiaio di zucchero
- 380 ml di latte di mandorle non zuccherato
- 2 cucchiaini di estratto di vaniglia
- 2 uova grandi
- 150 gr di yogurt greco bianco al 2%
- Frutta, per servire - Sciroppo d'acero per servire

Procedimento:

1. Per prima cosa, versare lo yogurt nella ciotola e mescolare bene fino a ottenere una crema.
2. Aggiungere gli albumi, mescolare bene fino a quando non si saranno amalgamati.
3. Quindi prendere una ciotola, versare la miscela umida nella miscela secca. Mescolare per unire. L'impasto risulterà piuttosto denso. Versare la pastella sulla padella spruzzata riscaldata a un livello medio-alto.

4. Quando la superficie dei pancake inizia a bollire, è il momento di girarli. Cuocere fino a doratura su entrambi i lati.

Valori nutrizionali:

- Calorie: 166
- Proteine: 14 g
- Grassi: 5 g
- Carboidrati: 52 g

Ricette per il pranzo o la cena

1. Pollo al limone e capperi

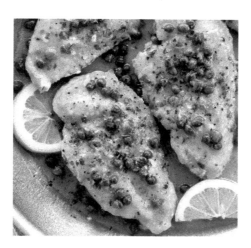

Preparazione: 10 minuti
Tempo di cottura: 15 minuti
Porzioni: 2
Ingredienti:
- 2 cucchiai di olio vergine d'oliva
- 2 petti di pollo (disossati, senza pelle, tagliati a metà, spessi fino a 3 cm) - 25 gr di capperi
- 2 limoni (spicchi) - 1 cucchiaino di origano
- 1 cucchiaino di basilico - ½ cucchiaino di pepe nero

Procedimento:
1. Scaldare l'olio d'oliva in una padella larga, a fuoco medio.
2. Mentre l'olio si scalda, condire entrambi i lati del petto di pollo con origano, basilico e pepe nero.
3. Mettere il petto di pollo nella padella calda e cuocere 5 minuti per lato. Trasferire il pollo dalla padella al piatto. Guarnire con i capperi e servire con qualche spicchio di limone.

Valori nutrizionali:

- Calorie: 182
- Carboidrati: 3.4 g
- Proteine: 26.6 g
- Grassi: 8.2 g

2. Bistecca alla griglia, spiedini di funghi e cipolla

Preparazione: 10 minuti
Tempo di cottura: 10 minuti
Porzioni: 2
Ingredienti:
- Mezzo kg di controfiletto disossato superiore
- 220 gr di funghi champignon bianchi
- 1 cipolla rossa media - 4 spicchi d'aglio sbucciati
- 2 rametti di rosmarino 2 cucchiai di olio extravergine d'oliva
- ¼ cucchiaino di pepe nero - 2 cucchiai di aceto di vino rosso
- ¼ cucchiaino di sale marino

Procedimento:
1. Immergere 12 spiedini di legno (25 cm) in acqua. Spruzzare la griglia fredda con uno spray da cucina antiaderente e riscaldare la griglia a una temperatura medio-alta.
2. Tagliare un pezzo di foglio di alluminio in un quadrato di 25 cm. Mettere al centro l'aglio e i rametti di rosmarino, irrorare con 1 cucchiaio di olio e avvolgere strettamente per formare un pacchetto di alluminio. Mettere sulla griglia e sigillare il coperchio della griglia.
3. Tagliare la bistecca a cubetti da 2,5 cm. Infilzare la carne negli spiedini bagnati, alternando con funghi interi e spicchi di cipolla. Spruzzare accuratamente gli spiedini con uno spray da cucina antiaderente e cospargere di pepe.
4. Cuocere gli spiedini sulla griglia coperta per 5 minuti.
5. Capovolgere e grigliare per altri 5 minuti mentre è coperto.
6. Srotolare i pacchetti di alluminio con aglio e rametti di rosmarino e metterli in una piccola ciotola.
7. Spogliare con cura i rametti di rosmarino delle loro foglie nella ciotola e versare i succhi e l'olio accumulati dalla confezione di alluminio. Mescolare il restante cucchiaio di olio, l'aceto e il sale. Schiacciare l'aglio con una forchetta e mescolare tutti gli ingredienti nella ciotola. Versare sopra gli spiedini di bistecca finiti e servire.

Valori nutrizionali:

- Calorie: 410
- Proteine: 36 g
- Carboidrati: 12 g
- Grassi: 14 g

3. Polpette di tacchino

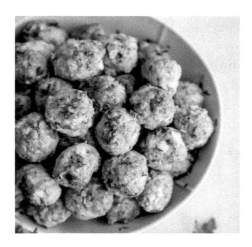

Preparazione: 10 minuti
Tempo di cottura: 25 minuti
Porzioni: 2
Ingredienti:
- ¼ cipolla gialla a dadini
- 400 gr di cuori di carciofo a cubetti
- 1 kg di tacchino macinato
- 1 cucchiaino di prezzemolo secco - 1 cucchiaino di olio
- 4 cucchiai di basilico tritato - Pepe e sale, qb

Procedimento:
1. Ungere una teglia e preriscaldare il forno a 170 ° C.
2. A fuoco medio, in una casseruola media antiaderente, soffriggere i cuori di carciofo e le cipolle a dadini per 5 minuti o finché le cipolle non saranno morbide.
3. Nel frattempo, in una ciotola capiente, mescolare con le mani prezzemolo, basilico e tacchino macinato. Condire a piacere. Una volta che la miscela di cipolle si è raffreddata, aggiungerla nella ciotola e mescolare accuratamente.

4. Con un cucchiaio da gelato, raccogliere il tacchino macinato e formare delle palline. Mettere su una teglia preparata, infornare e cuocere fino a cottura circa 15-20 minuti.
5. Togliere dalla padella, servire e gustare!

Valori nutrizionali:
- Calorie: 283
- Proteine: 12 g
- Carboidrati: 30 g
- Grassi: 12 g

4. Pollo al Marsala

Preparazione: 10 minuti
Tempo di cottura: 45 minuti
Porzioni: 2
Ingredienti:

- 2 cucchiai. olio d'oliva
- 4 cotolette di petto di pollo disossate e senza pelle
- pepe nero q.b.
- ½ cucchiaino di sale kosher
- 230 gr di funghi, affettati
- 4 rametti di timo
- 200 ml di brodo di pollo non salato
- 100 ml litri di Marsala
- 1 cucchiaio di olio d'oliva
- timo fresco, tritato q.b.

Procedimento:

1. Scaldare l'olio in una padella e friggere il pollo per 4-5 minuti per lato. Togliere il pollo dalla padella e mettete da parte.
2. Usando la stessa padella, aggiungere timo, funghi, sale e pepe; soffriggere per 1-2 minuti.
3. Aggiungere il Marsala, il brodo di pollo e il pollo cotto. Lasciare cuocere a fuoco lento per 10-12 minuti.
4. Aggiungere a un piatto da portata.
5. Buon appetito!

Valori nutrizionali:

- Calorie: 206
- Grassi:17 g
- Carboidrati:3 g
- Proteine: 8 g

5. Bistecche di cavolfiore con salsa di melanzane

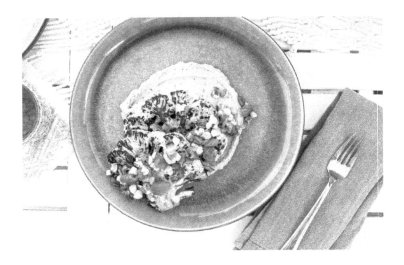

Preparazione: 5 minuti
Tempo di cottura: 25 minuti
Porzioni: 2
Ingredienti:

- 2 piccole teste di cavolfiore (circa 800 gr)
- ¼ cucchiaino di sale kosher o sale marino
- ¼ cucchiaino di paprika affumicata
- Olio extravergine d'oliva

Procedimento:

1. Mettere una teglia da forno grande e bordata nel forno e preriscaldare il forno a 200 ° C.
2. Mettere una testa di cavolfiore su un tagliere, con il gambo verso il basso. Con un lungo coltello da chef, incidere il centro della testa e il gambo.
3. Partendo dal bordo tagliato, misurare circa 3 cm e tagliare una fetta spessa da ciascuna metà di cavolfiore, inclusa la maggior parte del gambo, per fare due "bistecche" di cavolfiore.

4. Riservare il cavolfiore rimanente per un altro uso. Ripetere con la seconda testa di cavolfiore.

5. Asciugare bene ogni bistecca con un asciugamano pulito. Cospargere uniformemente il sale e la paprika affumicata su entrambi i lati di ogni trancio di cavolfiore.

6. In una padella grande a fuoco medio-alto, scaldare 2 cucchiai di olio. Quando l'olio è ben caldo, aggiungere nella padella due tranci di cavolfiore e fare cuocere per circa 3 minuti, fino a quando saranno dorati e croccanti. Girare e cuocere per altri 2 minuti.

7. Trasferire le bistecche su un piatto. Usare un paio di pinze per tenere un tovagliolo di carta e asciugare la padella per rimuovere la maggior parte dell'olio caldo (che conterrà alcuni pezzi bruciati di cavolfiore).

8. Ripetere il processo di cottura con i restanti 2 cucchiai di olio e le restanti due bistecche.

9. Usando i guanti da forno, rimuovere con cura la teglia dal forno e posizionare il cavolfiore sulla teglia.

10. Arrostire in forno per 12-15 minuti, fino a quando le bistecche di cavolfiore non saranno tenere; servire le bistecche con la crema di melanzane, il baba ghanoush o il ketchup fatto in casa.

Valori nutrizionali:

- Calorie: 206
- Grassi:17 g
- Carboidrati: 3 g
- Proteine: 8 g

6. Pollo arrosto alle erbe

Preparazione: 20 minuti
Tempo di cottura: 45 minuti
Porzioni: 2
Ingredienti:
- 1 cucchiaio di olio vergine d'oliva
- 1 pollo intero
- 2 rametti rosmarino
- 3 spicchi d'aglio
- 1 limone (tagliato a metà)
- 1 cucchiaino di sale marino
- 1 cucchiaino di pepe nero

Procedimento:
1. Impostare il forno a 230 ° C.
2. Prendere il pollo intero e asciugarlo tamponando con della carta assorbente. Quindi strofinare l'olio d'oliva. Spargere le foglie di rosmarino sul pollo. Cospargere con sale marino e pepe nero. Mettere l'altro rametto intero di rosmarino nella cavità del pollo. Quindi aggiungere gli spicchi d'aglio e le metà di limone.
3. Mettere il pollo in una teglia e poi infornare. Lasciare cuocere il pollo per 1 ora, quindi controllare che la temperatura interna abbia raggiunto almeno i 165°C. Se il pollo inizia a rosolare troppo, coprirlo con un foglio e rimetterlo in forno per terminare la cottura.
4. Quando il pollo avrà raggiunto la giusta temperatura, toglierlo dal forno. Lasciar riposare per almeno 20 minuti prima di servire.
5. Servire con un ampio contorno di verdure arrosto o al vapore o con l'insalata preferita.

Valori nutrizionali:

- Calorie: 309
- Carboidrati: 1.5 g
- Proteine: 27.2 g
- Grassi: 21.3 g

7. Terrina Mediterranea

Preparazione: 20 minuti
Tempo di cottura: 30 minuti
Porzioni: 4
Ingredienti:
- ½ tazza di kalamata o altre olive saporite
- ½ tazza di yogurt greco semplice mescolato con un pizzico di sale e un filo d'olio d'oliva
- 1 tazza di hummus (fatto in casa o comprato)
- 1 tazza di salsa di peperoni (fatta in casa o comprata)
- 2/3 di un cetriolo, affettato - 12 pomodori ciliegia
- 1 carota grande, tagliata in diagonale
- Un piccolo grappolo d'uva
- 120 gr di formaggio feta, rotto in pezzi, leggermente spruzzato con olio d'oliva e un pizzico di erbe
- 3 pita, tagliate in quarti, leggermente spennellate con olio d'oliva e riscaldate in forno

Procedimento:
Preparate una grande ciotola o un ampio tagliere. Mettere le olive, lo yogurt, l'hummus e la salsa di peperoni in piccole ciotole e aggiungere alla ciotola. Disponi il cetriolo, i pomodori, le carote, l'uva e la feta sul piatto. Riempire il pane pita caldo poco prima di servire.

Valori nutrizionali:
- Calorie: 541.
- Proteine: 34g.
- Potassio: 142,3 g.
- Fibre: 12g.
- Zucchero: 15g.
- Colesterolo: 7,2 g.
- Grasso: 4

Spuntini&Frullati

1. Insalata Mediterranea con pomodori, Feta ed erbe fresche

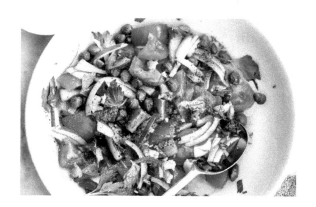

Preparazione: 10 minuti
Tempo di cottura: 15 minuti
Porzioni: 2
Ingredienti:

- 5 pomodori a cubetti
- 50 gr di formaggio feta sbriciolato
- Aneto fresco tritato q.b.
- ½ cipolla a cubetti
- 6 foglie di menta tritate
- ½ cucchiaino di paprica
- 3 cucchiai di olio d'oliva
- 2 cucchiai di aglio tritato
- 2 cucchiaini di succo di limone
- 2 cucchiaini di aceto di vino bianco
- Sale e pepe nero, qb.

Procedimento:

1. Unire le cipolle, i pomodori, le erbe aromatiche e l'aglio in una ciotola, quindi condire con le spezie (sale, pepe nero, paprica).
2. Per creare il condimento, in una ciotola a parte mescolare prima l'olio d'oliva, l'aceto e il succo di limone.
3. Guarnire con feta

Valori nutrizionali:

- Calorie: 125
- Proteine: 2 g
- Carboidrati: 8 g
- Grassi: 9 g

2. Terrina di quinoa con yogurt, datteri e mandorle

Preparazione: 10 minuti
Tempo di cottura: 15 minuti
Porzioni: 2
Ingredienti:

- 400 ml d'acqua
- 100 gr di quinoa
- 2 stecche di cannella
- 2 cm di zenzero, sbucciato
- ¼ cucchiaino di sale kosher
- 250 gr di yogurt greco bianco
- 80 gr di datteri, snocciolati e tritati
- 80 gr di mandorle (crude o tostate), tritate
- 2 cucchiaini di miele (facoltativo)

Procedimento:

1. Portare a ebollizione l'acqua, la quinoa, i bastoncini di cannella, lo zenzero e il sale in una casseruola media a fuoco alto.
2. Ridurre il fuoco a sobbollire e coprire; cuocere a fuoco lento per 10-12 minuti. Rimuovere i bastoncini di cannella e lo zenzero. Sgranare con una forchetta.
3. Aggiungere lo yogurt, i datteri e le mandorle alla quinoa e mescolare. Dividere uniformemente in 4 ciotole e guarnire con ½ cucchiaino di miele per ciotola, se lo si desidera.
4. Si può scegliere di utilizzare qualsiasi altra frutta a guscio o semi al posto delle mandorle.

Valori nutrizionali:

- Calorie: 125
- Proteine: 2 g
- Carboidrati: 8 g
- Grassi: 9 g

3. Frullato al cioccolato e burro di mandorle alla banana

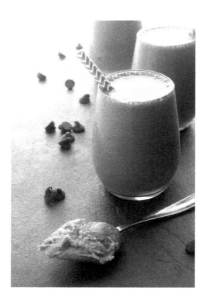

Preparazione: 5 minuti
Tempo di cottura: 30 minuti
Porzioni: 2
Ingredienti:

- ¾ tazza di latte di mandorle
- ½ banana media, preferibilmente congelata
- 50 gr di mirtilli surgelati.
- 1 cucchiaio di burro di mandorle
- 1 cucchiaio di cacao amaro in polvere
- 1 cucchiaio di semi di chia

Procedimento:

1. In un frullatore o nel mixer, aggiungere tutti gli ingredienti. Frullare per unire.
2. Burro di arachidi, burro di semi di girasole e altri burri di noci sono buone scelte per sostituire il burro di mandorle.

Valori nutrizionali:

- Calorie: 125
- Proteine: 2 g
- Carboidrati: 8 g
- Grassi: 9 g

4. Frullato di fragole e rabarbaro

Preparazione: 8 minuti
Tempo di cottura: 0 minuti
Porzioni: 2

Ingredienti:
- 300 gr di fragole fresche a fette
- 1 gambo di rabarbaro, tritato
- 2 cucchiai di miele, crudo
- 3 cubetti di ghiaccio
- 1 pizzico di cannella in polvere
- ½ tazza di Yogurt Greco bianco

Procedimento:
1. Inizia tirando fuori un pentolino e riempiendolo d'acqua. Mettilo a fuoco alto e porta a ebollizione, quindi aggiungi il rabarbaro.
2. Far bollire per 3 minuti prima di scolarlo e trasferirlo in un frullatore.
3. Nel tuo frullatore aggiungi lo yogurt, il miele, la cannella e le fragole. Frullare fino a che liscio, quindi aggiungere il ghiaccio.
4. Frullare fino a quando non ci sono grumi ed è denso. Goditi la freschezza.

Valori nutrizionali:
- Calorie: 295
- Proteine: 6 g
- Grassi: 8 g
- Carboidrati: 56 g

5. Frullato di noci e datteri

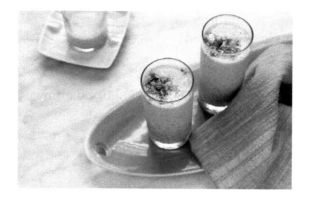

Preparazione: 10 minuti
Tempo di cottura: 0 minuti
Porzioni: 2
Ingredienti:

- 4 datteri, snocciolati
- 125 gr di latte
- 400 gr di Yogurt greco, al naturale
- 60 gr di noci
- ½ cucchiaino di cannella, macinata
- ½ cucchiaino di estratto di vaniglia, puro
- 2-3 cubetti di ghiaccio

Procedimento:

1. Frullare il tutto fino a ottenere un composto omogeneo, quindi servire freddo.

Valori nutrizionali:

- Calorie: 385
- Proteine: 21 g
- Grassi: 17 g
- Carboidrati: 35 g

6. Composta di mele alla vaniglia

Preparazione: 10 minuti
Tempo di cottura: 15 minuti
Porzioni: 2
Ingredienti:
- 6 mele, private del torsolo e tagliate a dadini
- 1 cucchiaino di vaniglia
- 200 gr di zucchero di cocco
- 200 ml d'acqua
- 2 cucchiai di succo di lime fresco

Procedimento:
1. Aggiungere tutti gli ingredienti nella pentola interna della pentola a pressione e mescola bene.
2. Chiudere la pentola con il coperchio e cuocere alla massima potenza per 15 minuti.
3. Una volta terminato, lasciare che la pressione venga rilasciata in modo naturale per 10 minuti, quindi rilasciare il resto utilizzando il rilascio rapido. Rimuovere il coperchio.
4. Mescolare e servire.

Valori nutrizionali:
- Calorie: 76
- Grassi: 0,2 g
- Carboidrati: 19,1 g
- Zucchero: 11,9 g
- Proteine: 0,5 g
- Colesterolo: 0 g

7. Mix di mele e datteri

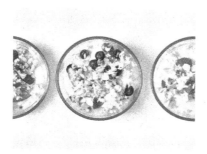

Preparazione: 10 minuti
Tempo di cottura: 15 minuti
Porzioni: 2
Ingredienti:
- 4 mele, private del torsolo e tagliate a pezzi
- 1 cucchiaino di vaniglia
- 1 cucchiaino di cannella
- 50 gr di datteri, snocciolati
- 150 ml di succo di mela

Procedimento:
1. Aggiungere tutti gli ingredienti nella pentola a pressione e mescolare bene.
2. Chiudere la pentola con il coperchio e cuocere alla massima potenza per 15 minuti.
3. Una volta terminato, lasciare che la pressione venga rilasciata in modo naturale per 10 minuti, quindi rilasciare il resto utilizzando il rilascio rapido. Rimuovere il coperchio.
4. Mescolare e servire.

Valori nutrizionali:
- Calorie: 226 Grassi: 0.6 g
- Carboidrati: 58.6 g Zuccheri: 46.4 g
- Proteine: 1.3 g
- Colesterolo: 0 g

CAPITOLO 7:

Asso nella manica: l'autofagia

L'Autofagia spiegata

Quindi, è appurato che un programma di digiuno intermittente di un pasto al giorno porta alla perdita di peso e aiuta a guarire il sistema ormonale dell'insulina. Nonostante tutto ciò sia abbastanza vantaggioso, uno dei motivi per cui così tante persone stanno incorporando il digiuno intermittente nel loro stile di vita è che promuove anche un processo di pulizia chiamato "**autofagia**". In breve, autofagia significa mangiarsi. Anche se questo concetto sembra folle, come vedremo, ci sono ottime ragioni per farlo.

È un dato di fatto che, con il tempo, tutte le cose si logorano e si rompono. Questo accade non importa quanto sforzo venga impiegato nel preservare le cose. Certo, puoi effettuare una manutenzione e riparare una vecchia macchina, ma ci vorrà molto tempo, denaro ed energia. Puoi ridipingere l'auto di tanto in tanto e spendere una grande quantità di denaro per la manutenzione. Le parti dovranno essere sostituite regolarmente e potrebbe anche essere necessario sostituire il motore. Le gomme andranno cambiate frequentemente e i freni dovranno essere sistemati. Puoi anche prolungare la vita dell'auto usandola poco.

Naturalmente, nel tuo corpo, non hai la possibilità di non usare le tue cellule: le tue cellule si consumano proprio come fanno le vecchie auto. Nel processo, diventano meno efficienti e quindi richiedono più energia per mantenere lo stesso livello di funzionalità. Si consumano anche all'interno, poiché anche le parti interne (chiamate "organelli" dagli scienziati) si consumano. I detriti delle parti morte o usurate si accumulano all'interno della cellula, rendendo l'efficienza un problema.

Se stai impazzendo per una vecchia macchina che si guasta continuamente, alla fine ti arrenderai e la sostituirai con una nuova macchina più performante.

Vorresti che accadesse la stessa cosa all'interno del corpo. Un modo in cui si verifica questa procedura è nel processo di nascita delle cellule; ad esempio, il midollo osseo produce costantemente nuove cellule del sangue. In un altro processo chiamato apoptosi le cellule muoiono quando devono. Questa procedura garantisce che le cellule troppo vecchie e che causano problemi, non possano esistere.

Prima che un'auto sia completamente usurata, puoi sostituire le parti per farla andare per un periodo prolungato. Ad esempio, quando le gomme o i freni sono usurati, non corri dal concessionario per rottamare l'auto. La maggior parte dell'auto funziona bene, quindi è più probabile che acquisti semplicemente pneumatici e freni nuovi. Le cellule funzionano allo stesso modo. La cellula stessa potrebbe andare bene, ma alcune delle sue parti interne o organelli potrebbero essere consumati e trasformati in prodotti di scarto. Per mantenere il corretto funzionamento della cellula, e quindi per prolungarne la vita nello stesso modo in cui faresti con una buona macchina che ha solo bisogno di nuovi freni, bisogna rimuovere i detriti morti e inutili dall'interno della cellula. Proprio come le pastiglie dei freni consumate, la vernice arrugginita e la stoffa consumata dei vecchi sedili, sono un segno che un'auto sta invecchiando, gli organelli disfunzionali e l'accumulo di cellule vecchie e maltrattate nel corpo sono uno dei principali segni di invecchiamento.

Ci sono diversi tipi di cellule nel tuo corpo il cui compito è distruggere le cose. Spesso, ciò che queste cellule distruggono sono intrusi esterni come batteri o virus. Quindi, vediamo che queste cellule fanno parte del sistema immunitario. Un tipo di cellula che si adatta a questo ruolo sono **i lisosomi**. Studiando i lisosomi gli scienziati sono stati in grado di collegarli ai processi che avvengono nel corpo durante il digiuno.

Gli scienziati hanno scoperto che il numero di lisosomi nel fegato aumenta quando aumenta il **glucagone**. Il glucagone è un ormone che agisce con l'insulina, ma in modo opposto. Pensa all'insulina come all'ormone di accumulo: promuove l'accumulo di amidi nel fegato, le cellule per utilizzare lo zucchero nel sangue e lo zucchero nel sangue in eccesso per essere immagazzinato come grasso. Il glucagone è l'ormone dell'accumulo, quindi fa sì che il corpo consumi tutto il glicogeno immagazzinato nel fegato e quindi a utilizzare il grasso corporeo per produrre energia. Quindi, ciò che i ricercatori hanno veramente scoperto è che il glucagone attiva le cellule che si impegnano nell'autofagia. Naturalmente, un modo per promuovere i livelli di glucagone nel tuo sistema è il **digiuno intermittente**.

Quando eri un bambino, avrai giocato su un'altalena. Sulle altalene, quando un bambino sale, l'altro scende e viceversa. La relazione tra insulina e glucagone è la stessa. L'insulina aumenta in risposta al consumo di cibo (principalmente carboidrati). Quando l'insulina sale, i livelli di glucagone diminuiscono, viceversa, in tempi di privazione alimentare, i livelli di insulina diminuiscono mentre i livelli di glucagone aumentano. Non può funzionare in nessun altro modo; se questo tipo di relazione non esistesse, allora il corpo starebbe combattendo con sé stesso poiché l'insulina e il glucagone agiscono in modi quasi opposti.

Durante il digiuno, i livelli di glucagone aumentano, come indicato dallo studio originale. Quando i livelli di glucagone aumentano, l'autofagia viene stimolata all'interno dei tessuti del corpo. Di conseguenza, i vecchi detriti cellulari (parti non più funzionanti) e le vecchie cellule sono contrassegnati per la distruzione. Il sistema immunitario quindi va a lavorare, eliminando questo materiale dal tuo corpo. Pensala come a sostituire i freni e le gomme su un'auto che sta iniziando a invecchiare; rallenta il processo di invecchiamento e dona al tuo corpo un senso di ringiovanimento.

Si ritiene che il processo di autofagia continui nel corpo per circa due giorni dopo essere stato avviato durante il digiuno. Mangiare effettivamente disattiverà il processo di autofagia. Questo è il motivo per cui periodi di digiuno più lunghi sono più benefici per la salute rispetto a periodi brevi, come il digiuno 16:8. Se lo stai seguendo, se avvii l'autofagia, non durerà molto a lungo. In effetti, consumare qualsiasi livello di calorie disattiverà il processo di autofagia. Una dieta ipocalorica - o "digiuno" ma che consente il consumo di un piccolo numero di calorie durante il giorno (di solito 500-800) - spegnerà l'autofagia o ne impedirà l'avvio. C'è solo un modo per attivare il processo, ed è troppo veloce per un periodo sufficientemente lungo. Per questo motivo, dovresti evitare di consumare il brodo durante il periodo di digiuno. Se stessi seguendo un piano di digiuno intermittente di un pasto al giorno, non dovrebbe essere un problema. Durante la tua finestra di 60 minuti per mangiare, puoi consumare tutto il brodo che vuoi.

Quanto bisogna digiunare per innescare l'autofagia?

L'autofagia non inizia nell'istante in cui inizi a digiunare; inizia quando la riserva di glicogeno del fegato è esaurita. Quindi, devi digiunare tra le 12 e le 16 ore per innescare il processo di autofagia. Anche in questo caso, vediamo i vantaggi di seguire una dieta chetogenica o a basso contenuto di carboidrati. Se stai seguendo questo tipo di dieta, le riserve di glicogeno nel fegato sono a un livello inferiore rispetto a chi sta consumando carboidrati. Di conseguenza, quando ti impegni nel digiuno intermittente, sarai in grado di avviare il processo di autofagia molto più velocemente.

I benefici dell'autofagia

L'autofagia è come una "pulizia di primavera" in cui si elimina tutta la spazzatura di casa. Tuttavia, ha molti vantaggi che non sono legati alla perdita di peso, quindi il digiuno può essere utile anche per le persone che mantengono livelli di peso normali.

Rallenta il processo di invecchiamento

Eliminando tutta la spazzatura, che si tratti di vecchie cellule danneggiate o parti di cellule logore, il corpo rallenta il processo di invecchiamento. Il digiuno promuove anche l'ormone della crescita umano, che aiuta a promuovere la nascita di nuove cellule e la costruzione di nuove parti, in sostanza, ricostruire di nuovo sul posto. Questo aiuta il corpo a rimanere giovane e ringiovanito. Puoi pensare all'autofagia come a una "fonte della giovinezza" naturale, qualcosa che le persone hanno sognato per secoli ma non sono mai state in grado di afferrare.

Rischio ridotto di Alzheimer

Alcune malattie sono caratterizzate, se non causate, dalla spazzatura che giace in giro. Le vecchie proteine appiccicose possono impedire il normale funzionamento delle cellule, e questo è vero quando si tratta del morbo di Alzheimer. Quando ne soffri, le vecchie proteine disfunzionali si accumulano nel cervello. Probabilmente a quasi tutti è successo prima o poi, quindi l'autofagia che aiuta a ripulire le cose è molto utile e può ridurre il rischio di contrarre questa terribile malattia.

Chiarezza mentale e rivitalizzazione del sistema nervoso

L'Alzheimer non è l'unica condizione che può trarre beneficio dall'autofagia. In effetti, il sistema nervoso, che tu abbia o meno le proteine associate all'Alzheimer che si accumulano nel cervello, trarrà beneficio dall'autofagia. È stato dimostrato che aumenta la chiarezza mentale, migliora la funzione del sistema nervoso e incoraggia la neuroplasticità, che è il processo mediante il quale il cervello si ricollega quando è esposto a nuove informazioni. In altre parole, il cervello migliora nell'apprendimento e nella memoria grazie all'autofagia."

Ridotto rischio di cancro

Poiché il digiuno innesca l'autofagia, che consiste in cellule immunitarie che vanno in giro e ripuliscono le cellule inutili e vecchie, può anche innescare la pulizia delle cellule tumorali nelle primissime fasi del loro sviluppo.

Invertire il danno a tessuti e organi sani

Il processo di essere vivi è semplicemente pericoloso, a causa della produzione di radicali liberi oltre alla consueta usura. L'autofagia può aiutare a combattere questo e rivitalizzare organi e tessuti eliminando parti vecchie e inefficaci.

Miglioramento della regolazione dei mitocondri

I mitocondri sono la centrale energetica della cellula, dove avviene gran parte della produzione di energia e del metabolismo. Come tutto il resto, i mitocondri sono soggetti a stress ossidativo e danni.

L'autofagia può aiutare a riparare il danno e quindi mantenere i mitocondri operativi al loro pieno potenziale, fornendo l'energia vitale di cui le cellule hanno bisogno.

Promuovere la salute del cuore

Alcuni studi hanno dimostrato che l'autofagia può innescare lo sviluppo di nuove cellule cardiache, aiutando a mantenere il cuore forte, giovane e vitale.

CAPITOLO 8:

Impatto del cibo sul corpo delle donne

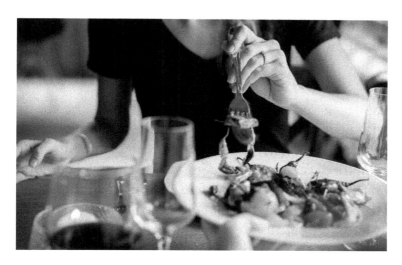

Cosa significa fabbisogno calorico?

L e calorie giocano sempre un ruolo quando si tratta di perdere peso. Tuttavia, pochissime donne sanno quante calorie possono consumare ogni giorno per perdere peso o evitare di ingrassare. Non esiste un fabbisogno calorico per tutti. Quante calorie una donna può consumare al giorno dipende dall'età e dalla sua corporatura. Anche fattori come l'esercizio fisico regolare, lo sport e il lavoro giocano un ruolo. Ad esempio, lavorare nel settore delle pulizie aziendali richiede molta più energia di un lavoro come impiegata in ufficio. Anche così, la maggior parte delle calorie viene bruciata a riposo (cioè mentre dormiamo). Il corpo ha bisogno della quantità fornita per il suo metabolismo di base. Il termine tecnico per questo è metabolismo basale. Il metabolismo basale assicura il mantenimento di tutte le funzioni vitali. Ciò include la respirazione, il battito cardiaco e l'apporto ai singoli organi. Tuttavia, molte persone mangiano ben al di sopra del loro fabbisogno calorico giornaliero, e questo prima o poi diventa evidente attraverso l'aumento di peso. Altri riducono il loro fabbisogno calorico per perdere peso così tanto da andare in sottopeso. Se conosci le tue esigenze quotidiane, prendi le precauzioni appropriate per evitare la perdita eccessiva di chili o per mantenere il peso.

Perché la perdita di calorie è importante?

Una caloria è semplicemente un'unità di misura che indica l'energia negli alimenti ed è riportata in kilojoule (kJ) o chilocalorie (kcal). Questa è solitamente la prima informazione sull'etichetta di un prodotto acquistato (prima del contenuto di carboidrati, proteine, grassi, sale, ecc.). È, quindi, un'unità fisica di misura di energia, lavoro e calore. Questo numero rappresenta la quantità di calore necessaria per aumentare la temperatura di 1 grammo di acqua (da 14,5 a 15,5 C°) di 1 C° a pressione atmosferica normale. Una chilocaloria corrisponde a circa 4,18 kilojoule. Questa energia è contenuta nel cibo di cui il nostro corpo avrà bisogno per garantire tutte le funzioni vitali. Il principio base del dimagrimento è ovviamente quello di bruciare più calorie di quelle che si consumano, e quindi avere un bilancio energetico negativo a fine giornata. Se improvvisamente adotti una dieta draconiana, cioè carente di calorie per un lungo periodo, il tuo corpo si riposerà e entrerà in modalità "economia" per mantenerlo funzionante. Pertanto, utilizzerà ogni caloria ingerita al massimo. La conseguenza di ciò è che non appena inizierai a mangiare regolarmente, riacquisterai peso perché il corpo vorrà accumulare in previsione di un nuovo periodo di restrizione.

Come viene calcolato il tasso metabolico basale?

Il metodo più semplice è la seguente regola empirica: metabolismo basale = peso corporeo (kg) x 24 ore. Esempio per una persona di 70 kg: 70 x 24 = 1680 kcal metabolismo basale al giorno. Per calcolare il tuo BMI, equipara il tuo peso (kg) x 703 diviso per la tua altezza (cm). Una volta calcolato il tuo BMI, puoi confrontarlo con il grafico dell'indice di massa corporea per determinare in quale categoria sei classificato.

Classe	BMI
Sottopeso	Meno di 18.5 punti
Normopeso	18.5– 24.9 punti
Sovrappeso	25–29.9 punti
Obesità classe 1	30–34.9 punti
Obesità classe 2	35–39.9 punti
Obesità estrema classe 3	40 punti

Come contare le calorie in base al peso corporeo?

A seconda dell'età, il metabolismo basale di una donna di 60 kg ammonta a 1550-1900 calorie al giorno. Se fa un lavoro d'ufficio, saranno più di 2000, con un regolare esercizio fisico, il totale effettivo può raggiungere rapidamente le 2500 chilocalorie o anche di più. Un tasso metabolico più basso è necessario per la vecchiaia perché il metabolismo diminuisce leggermente. Il valore del metabolismo basale, come abbiamo visto nella tabella precedente, non è altro che il peso medio ideale moltiplicato per 24.La termogenesi indotta dalla dieta (vale a dire l'energia utilizzata per la digestione e l'assorbimento delle sostanze nutritive) invece e il 10% di questo valore. A questo punto saresti quasi pronta per calcolare il tuo personale fabbisogno energetico, perché quasi? Perché bisogna aggiungere l'attività fisica. L'attività fisica giornaliera corrisponde in media al 40% del metabolismo basale, il tuo fabbisogno energetico e la somma dei 3 valori.

Nelle donne il fabbisogno calorico diminuisce con l'età. La maggior parte delle persone aumentano di peso in modo significativo durante e dopo la menopausa o hanno problemi a liberarsi dei chili di troppo. Il metabolismo basale di una donna di 60 anni è di 1700 chilocalorie, mentre una donna di 20 anni ha bisogno di 2000 calorie al giorno. L'esercizio ha anche un impatto sul fabbisogno calorico. Mezz'ora brucia tra le 200 e le 400 chilocalorie. È importante fare esercizio se svolgi un lavoro d'ufficio e vuoi mantenere o ridurre il tuo peso. A causa della maggiore percentuale di estrogeni nel sangue e degli ormoni aggiunti artificialmente in alcune pillole, le donne aumentano di peso più velocemente. Inoltre, il corpo di una donna è programmato per ingrassare per i momenti di bisogno e creare riserve sufficienti per la gravidanza. In ogni caso, il metabolismo basale viene aumentato di circa 500 kcal al giorno durante la gravidanza, e addirittura di 800 kcal durante l'allattamento. Poiché le donne hanno meno muscoli degli uomini, l'allenamento con i pesi è l'ideale per loro. Ciò aumenta il turnover complessivo e il cosiddetto "effetto post-combustione", causando un'ulteriore perdita di calorie.

Cosa sono i Macro?

Probabilmente hai già sentito il termine "macronutrienti" o hai sentito il termine "macro". In molti casi, ascolterai le persone che seguono la dieta chetogenica, parlarne perché seguirli è una parte importante di qualsiasi regime, indipendentemente dal fatto che sia chetogenico o meno. I macronutrienti sono, molto semplicemente, i composti nutritivi o gli elementi che immetti nel tuo corpo quando mangi. I più comuni da tenere d'occhio sono proteine, carboidrati e grassi. Il motivo per esaminarli è assicurarti di mantenere i nutrienti in un equilibrio adeguato nella tua dieta. Se mangi principalmente grassi, senza mangiare abbastanza proteine o abbastanza carboidrati, il tuo corpo reagirà in modo diverso. Se sai di aver bisogno di mangiare una certa quantità di proteine ogni giorno, allora dovrai tenere d'occhio gli alimenti che ne contengono di più come petti di pollo o altre carni magre, poiché aggiungeranno proteine senza aggiungere grassi considerevoli.

Fonti di Macronutrienti

Ti starai chiedendo quali alimenti sono le migliori fonti di carboidrati, proteine e grassi? Questa sezione ti darà una buona idea di quale tipo di valore nutritivo hanno la maggior parte degli alimenti. Iniziamo guardando le fonti di carboidrati.

Carboidrati

In generale, tutti i tipi di cereali, gli alimenti derivati dai cereali, come la pasta (farina) e le verdure, sono ottimi carboidrati. Anche i frutti sono ricchi di carboidrati, ad eccezione dell'avocado, che è ricco di grassi e proteine ed è povero di carboidrati. La fonte primaria di carboidrati nella frutta è lo zucchero.

Ecco una lista pratica e salutare di cibi ricchi di carboidrati:

• Cereali integrali

  ✓ Riso integrale/rosso/nero/selvatico.
  ✓ Grano/bulgur/grano spezzato.
  ✓ Quinoa.
  ✓ Cous cous.

- Verdure

  - ✓ Patate.
  - ✓ Patate dolci.
  - ✓ Fagioli/Neri/Marroni/Bianchi.
  - ✓ Lenticchie.
  - ✓ Ceci.
  - ✓ Carote.
  - ✓ Piselli.
  - ✓ Verdure a foglia verde.
  - ✓ Spinaci.
  - ✓ Cavolo.
  - ✓ Lattuga.
  - ✓ Cavolo cappuccio (anche cavolo rosso).
  - ✓ Barbabietole.
  - ✓ Rape.
  - ✓ Melanzane.
  - ✓ Cipolle.

- Frutta

  - ✓ Banane.
  - ✓ Mele.
  - ✓ Pere.
  - ✓ Ananas.
  - ✓ Mango.
  - ✓ Arance.

Quando si tratta di carboidrati, sentirai spesso parlare di "fibra". In breve, la fibra è ciò che garantisce che il colon rimanga pulito e che tutti i rifiuti al suo interno vengano eliminati. Frutta e verdura (soprattutto verdure a foglia verde e frutti fibrosi come le arance) sono ricchi di fibre e dovresti sempre mangiarne almeno una porzione.

Il modo migliore per sapere se stai mangiando abbastanza fibre è guardare la qualità delle tue feci. Finché riesci a scaricare normalmente, stai mangiando una discreta quantità di fibre.

Grassi

Anche se stai cercando di ridurre al minimo il grasso nella tua dieta, dovrai consumarne una qualche forma. Non preoccuparti troppo di ridurre l'assunzione di grassi e massimizzare i carboidrati nell'IF. Una volta acquisita una certa esperienza con la dieta, scoprirai all'incirca quanti grassi e carboidrati stai consumando.

In generale, i latticini e gli oli sono ricchi di grassi. Oltre a questo, è noto che alcuni alimenti sono ricchi di altri macronutrienti ma contengono alti livelli di grassi. Ecco un breve elenco di fonti di grassi salutari.

• Oli spremuti a freddo

  ✓ Olio extra vergine di oliva.
  ✓ Olio di cocco.
  ✓ Olio di crusca di riso.
• Burro.
• Latte intero (soprattutto di vacca).
• Frutta secca
  ✓ Mandorle.
  ✓ Semi di girasole.
  ✓ Noci.
• Panna
  ✓ Panna da cucina.
  ✓ Panna montata.
  ✓ Ghee/burro chiarificato.

Le noci sono uno spuntino sano. Tuttavia, è possibile mangiare troppi grassi quando le si consuma poiché sono estremamente ricche di calorie. In altre parole, racchiudono un numero elevato di calorie in un piccolo pacchetto.

Proteine

Data la sua importanza, dovresti familiarizzare con l'elenco delle fonti proteiche. Tutte le forme di carne sono estremamente dense di proteine. Questo ha senso perché la carne è essenzialmente un muscolo animale. La carne bianca come il petto di pollo e il tacchino è ricca di proteine e povera di grassi e carboidrati. La carne rossa, come manzo e maiale, è ricca di proteine e anche di grassi saturi. Quando consumi carne rossa, dovresti scegliere tagli più magri per ridurre al minimo l'assunzione di grassi. Dato che si tratta di grassi saturi, dovresti essere consapevole di quanta carne rossa consumi. Pesce e frutti di mare sono ottime fonti di proteine. I pesci grassi come le sardine e lo sgombro sono ottime fonti sia di proteine che di grassi. Le sardine in scatola sono alcune delle migliori fonti di proteine che puoi trovare sugli scaffali del tuo supermercato. Il problema con il pesce è che man mano che sali nella catena alimentare, è più probabile che trovi maggiori concentrazioni di mercurio.

Calcolare i macro

Per determinare la percentuale di macronutrienti in calorie, dobbiamo decidere le ragioni del nostro obiettivo di perdita di peso prefissato. Esistono vari metodi per elaborare le macro, ma qui ci concentreremo sull'approccio "Regular". Questo è anche conosciuto come il modo più tradizionale. Qui hai bisogno di un piano a basso contenuto di grassi. Carboidrati e proteine sono equamente distribuiti in un pasto.

Le percentuali di base delle diverse macro in questo approccio sono le seguenti:

- Proteine: dal 35% al 40%.

- Carboidrati: dal 35% al 45%.
- Grassi: dal 15% al 30%.

L'approccio tradizionale è l'ideale per chi ha un limite di tempo e non ha grandi problemi di salute. Questo è ottimo per chiunque cerchi di perdere meno del 20% del proprio peso corporeo attuale. I modelli e gli attori seguono principalmente questo approccio. Se cerchi un aspetto muscoloso e snello, questo approccio è l'ideale per te.

What is a "Clean Fast"?

Yes!   Maybe...   No!

* Water
* Black coffee
* Any plain tea made from dried tea leaves (black tea, green tea, etc.)
* Unflavored mineral water
* Unflavored sparkling water
* Unflavored seltzer
* Salt or electrolytes in water

We call this the "grey area":
* Cinnamon
* Lemon wedge in water
* Lime wedge in water
* Apple cider vinegar
* Peppermint essential oil
* Other types of tea

* Flavored coffee
* Fruit-flavored teas
*Diet sodas
* Flavored water
* "Natural flavors"
* Any natural sweetener
* Any artificial sweetener
* Gum or mints
* Food of any type
* Bone broth or bouillon
* Coconut oil, MCT oil, Butter
* Cream, creamers, milk (of any type)

When living an intermittent fasting lifestyle, the real magic happens during the clean fast!

Traduzione: Cos'è un digiuno sano? Sì: acqua, caffè, qualsiasi tè che derivi da foglie di tè essiccate (tè nero, verde, etc..), acqua minerale, acqua frizzante, seltz, sale o elettroliti in acqua. Forse: Chiamiamo questa la "zona grigia": Canella, fetta di limone in acqua, fetta di lime in acqua, aceto di mele, olio essenziale alla menta piperita, altri tipi di tè. No: Caffè aromatizzato, tè aromatizzati alla frutta, soda, acqua aromatizzata, aromi naturali, qualsiasi dolcificante sia naturale che artificiale, gomma da masticare o mentine, cibo di qualsiasi tipo, brodo, olio di cocco, olio MCT o burro, panna, creamer, latte di qualsiasi tipo.

CAPITOLO 9:

La Dieta Mediterranea

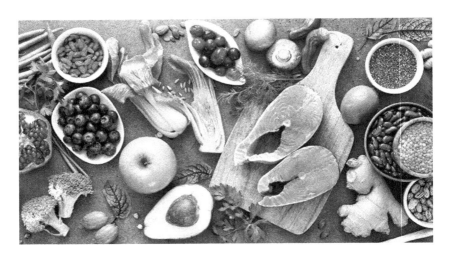

S i sa che le persone dei paesi mediterranei vivono una vita più lunga e più sana rispetto alla media degli altri paesi. Ci sono molte ragioni per questo, ma la principale è la differenza negli stili di vita e nelle diete. Non che le persone intorno al Mediterraneo siano immuni a malattie terribili come il cancro o l'insufficienza cardiaca, ma il numero in % è significativamente inferiore.

Quando senti parlare del Mediterraneo, la prima idea che ti viene in mente è l'ottimo cibo, il vino delizioso, il sole, le isole incantevoli e le persone che sembrano felici.

Non c'è segreto; queste persone tendono a mangiare molta frutta e verdura fresca. Alcuni dei migliori piatti della cucina mediterranea non contengono altro che verdure e olio d'oliva.

Quindi, quando la tua dieta si basa principalmente sul consumo di frutta, verdura, pesce, noci e oli sani, non c'è da meravigliarsi che il tuo corpo sia in forma e non sia soggetto a malattie come il diabete e il cancro.

La dieta mediterranea non è un concetto nuovo. Le persone che vivono intorno al Mar Mediterraneo (Balcani, Italia, Spagna, Turchia, ecc.) hanno sempre consumato cibi locali.

La popolarità di questa dieta è aumentata negli anni '60 quando i ristoranti mediterranei hanno trovato la loro strada nel resto del mondo.

Il segreto sta nel fatto che la Dieta Mediterranea è incentrata su cibi integrali, grassi sani (olio d'oliva, noci, pesce), frutta, verdura e piccolissime quantità di carne rossa.

Ma ciò che la maggior parte delle persone non sa di questa dieta è il fatto che incoraggia le persone a cucinare e consumare i pasti con le loro famiglie. Naturalmente, per un effetto ancora migliore, la Dieta Mediterranea è doppiamente buona se abbinata all'attività fisica.

Molte delle persone che hanno la fortuna di vivere in tutto il Mediterraneo sono note come **buongustai e bon vivant**; amano il buon cibo e le buone bevande, non consumano i pasti in fretta e dedicano attenzione al cibo che mangiano. Ma, oltre al buon cibo, si sforzano di non essere pigri e cercano di usare la bicicletta per fare spesa o camminano a un lungo dopo i pasti. Ogni pasto in questa dieta è ugualmente importante e non ti consigliamo di morire di fame per vedere risultati visibili sul tuo corpo.

Questa dieta richiede di iniziare la giornata con una colazione leggera, come con la farina d'avena. Naturalmente, una colazione leggera non ti manterrà sazio per molto tempo; per questo la Dieta Mediterranea suggerisce un frutto come spuntino tra colazione e pranzo.

Il pranzo solitamente prevede una deliziosa insalata che contiene tante verdure miste a formaggio o noci, mentre la cena è riservata a un piatto più sostanzioso (pesce, verdure, cuscus, ecc.).

A differenza di molte diete, la Dieta Mediterranea non ti impedirà di mangiare cibi amidacei o ricchi di carboidrati. Al contrario, questa dieta non considera tali alimenti come cattivi.

Il motivo principale è che i carboidrati non sono demonio; se mescolati con la giusta quantità di grassi sani (pesce e altri frutti di mare), verdura e frutta, i carboidrati non possono danneggiare il tuo corpo.

I carboidrati fanno male alla salute e al peso solo quando li consumi in quantità eccessiva, senza mangiare verdura, frutta e grassi buoni. In questo caso, il tuo corpo si concentrerà solo sulla combustione dei carboidrati per creare glucosio (l'apporto energetico essenziale del cervello) mentre i grassi rimarranno immagazzinati in strati intorno allo stomaco, alle braccia e alle gambe. La risposta più semplice è che non esiste una dieta mediterranea definitiva.

Non puoi aspettarti che le persone in Italia mangino gli stessi pasti delle persone in Francia o in Spagna, per esempio. La somiglianza sta nel modo in cui queste persone riempiono i loro piatti e, soprattutto, quali ingredienti usano.

Sebbene si chiami Dieta Mediterranea, in realtà è un modello alimentare. Non è una dieta nel significato letterale della parola. Per questo motivo, le persone lo adorano e tendono ad accettarlo molto meglio di qualsiasi altra dieta che ti dice rigorosamente cosa puoi e non puoi mangiare. Sta a te decidere quali alimenti sono adatti al tuo corpo, quante calorie devi togliere e quali attività sono necessarie per aiutarti a trasformare il tuo corpo.

Ecco come creerete il vostro menù dietetico mediterraneo. La cosiddetta piramide della dieta mediterranea è il miglior indicatore che ti aiuterà a iniziare a creare i tuoi pasti quotidiani.

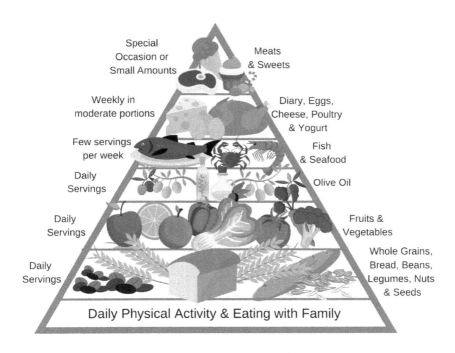

MEDITERRANEAN DIET

Traduzione: Dieta Mediterranea: Attività fisica giornaliera e pasti in famiglia:
Porzioni giornaliere – Cereali integrali, pane, fagioli, legumi, semi, frutta secca.
Porzioni giornaliere – Frutta e verdura
Porzioni giornaliere – Olio d'oliva
Poche porzioni a settimana – Pesce e frutti di mare
Porzioni moderate a settimana – Latticini, uova, formaggi, pollame, yogurt
Occasioni speciali/in piccole quantità – Carne e dolci

Questa piramide pone l'accento sul consumo di verdure, frutta, cereali integrali, noci, olio d'oliva, erbe e spezie, pesce, frutti di mare, fagioli e legumi almeno cinque volte a settimana.

Ciò che colpisce di questa dieta è il fatto che nulla è proibito; ci sono cibi prioritari e cibi che dovrebbero essere consumati meno frequentemente.

Quando si tratta di bevande alcoliche, questa dieta consente il vino. Un bicchiere di **buon vino** è consigliato durante i pasti, favorisce la digestione e aumenta il buon umore. La moderazione e sempre consigliata se si vogliono evitare gli effetti collaterali. Includilo se hai voglia di berlo e se il tuo medico lo consente.

La parte più importante è includere l'attività fisica più volte alla settimana. Puoi iniziare con qualcosa di leggero, come semplici escursioni o passeggiate invece di usare l'auto o l'autobus.

Se in genere, l'esercizio fisico non è la tua attività preferita e non hai voglia di fare escursioni o camminare, puoi sempre provare qualcos'altro, come lezioni di ballo o persino giardinaggio.

I Benefici della dieta mediterranea

Questa dieta è conosciuta come l'unica che ti fornisce una buona salute a lungo termine. Non patirai mai la fame, né ti sentirai privata di cibi deliziosi.

L'unico obbligo che questa dieta richiede è ridurre il consumo di cibi come carne rossa, cibi industriali, cibi lavorati e zuccheri.

La dieta mediterranea pone l'accento su verdure, frutta, semi, pesce e legumi. Non è necessario essere un nutrizionista o un medico per sapere che una dieta ricca di tali alimenti è un modo sicuro per fornire al tuo corpo nutrienti sani.

Questa dieta è estremamente efficace per la perdita di peso, ma anche se non stai mirando alla perdita di peso, puoi comunque pensare di provare questa dieta considerando i numerosi benefici per la salute che essa fornisce.

Le persone che hanno problemi cardiaci e cardiovascolari, problemi della pelle, diabete o semplicemente vogliono rimanere in buona salute e ridurre il rischio di malattie malvagie (come il cancro), dovrebbero iniziare la dieta mediterranea.

Diamo un'occhiata ai benefici per la salute che questa dieta porta.

Rischio ridotto di insufficienza cardiaca

Fornire al tuo corpo pasti colorati che contengono grandi quantità di frutta, verdura, oli sani e alimenti meno lavorati o ingredienti malsani è un modo sicuro per rimanere in buona salute.

Il New England Journal of Medicine ha pubblicato uno studio nel 2013 che seguiva più di 7000 persone (uomini e donne) in Spagna che soffrivano di diabete di tipo 2. Erano ad alto rischio di malattie cardiovascolari; quelle che seguivano la dieta mediterranea (abbondante verdura, frutta, pesce e olio d'oliva) avevano un rischio di insufficienza cardiaca inferiore di circa il 30%. I ricercatori non hanno incoraggiato i partecipanti a fare esercizio (lo studio voleva vedere solo i risultati della dieta).

Lo studio ha rianalizzato i dati nel 2018 e con risultati simili.

Consumare grandi quantità di pesce invece di carne rossa è la chiave per un cuore sano; il rischio di convulsioni, infarti, colesterolo e morte prematura è ridotto.

Previene l'Alzheimer

Nutrirsi con pesce azzurro, verdura, frutta, frutta secca ed evo aiuterà il tuo cervello a rimanere in buona forma. Quando invecchiamo, la nostra memoria tende a diminuire e l'attività del cervello diminuisce in modo significativo.

Il cervello umano ha bisogno di cibo per funzionare correttamente, e quando quel cibo non è adatto, aumenta il rischio di malattie come l'Alzheimer.

Il nostro cervello ha bisogno di nutrienti e ossigeno di qualità e il modo migliore per fornirlo è con i cibi giusti.

Qualsiasi cibo che non fornisce al nostro sangue abbastanza ossigeno, si manifesterà in una scarsa memoria e funzionamento cognitivo.

Nel 2016, il Journal Frontiers in Nutrition stava monitorando l'effetto della dieta mediterranea sulle funzioni cognitive. I risultati hanno mostrato che questa dieta migliora il funzionamento del cervello e rallenta la perdita della memoria.

Perdita di peso e mantenimento del normopeso

Il passaggio da una dieta regolare (per lo più malsana) al modello alimentare mediterraneo è una tendenza molto comune. Questo modo di mangiare non è una moda nuova, né è stato creato dai nutrizionisti.

Questo è uno stile di vita regolare delle persone che vivono intorno al Mediterraneo (Spagna, Francia, Italia, paesi balcanici).

Il menu è composto da cibi originari della zona, in particolare frutta, verdura, semi, pesce, frutta secca ed erbe aromatiche.

Ciò che rende questo modello alimentare così adatto alla perdita di peso è il fatto che suggerisce di consumare cibi freschi e integrali senza additivi aggiuntivi che aggiungono solo sapore e ti fanno desiderare cibi più malsani. L'effetto purificante di frutta, verdura, noci e grassi sani come l'olio d'oliva purifica il corpo da grasso e colesterolo e aiuta nel processo di dimagrimento.

I grassi sani (olio d'oliva, avocado, noci) forniscono al cervello e al corpo una quantità sufficiente di energia, mentre il resto degli ingredienti non è stratificato nei grassi in tutto il corpo. Consumare questo modello alimentare mediterraneo senza restrizioni di calorie per 5 anni manterrà il tuo peso equilibrato. La combinazione alimentare nelle quantità suggerite (giornaliera, settimanale e mensile) si tradurrà in una sana perdita di peso.

Se il tuo obiettivo è perdere più peso, puoi abbinare la Dieta Mediterranea alla restrizione calorica e all'attività fisica.

La Dieta Mediterranea aiuta nella gestione del diabete di tipo 2

Si consiglia alle persone che hanno il diabete di tipo 2 di seguire diete non ricche di carboidrati e zuccheri. La dieta mediterranea potrebbe essere una buona soluzione anche per loro.

Questa dieta è incentrata su cereali integrali e carboidrati sani, che non aumenteranno i livelli di zucchero nel sangue. I carboidrati complessi integrali (quinoa, bacche di frumento o grano saraceno) sono un'opzione di gran lunga migliore rispetto ai carboidrati raffinati (farine industriali, dolci, succhi, cioccolato e fast food).

Gli studi dimostrano che le persone di età compresa tra 50 e 80 anni, che hanno seguito la dieta mediterranea per 3 o 4 anni, non hanno sviluppato la malattia del diabete

Queste persone usavano olio d'oliva e noci e, in generale, mangiavano cibi integrali e pesce invece di cibi lavorati e carne. Avevano un rischio inferiore del 52% per il diabete di tipo 2.

La dieta mediterranea riduce il rischio di tumori

Il cibo può agire sia come cura che come veleno. Quando il tuo menu giornaliero contiene cibi ricchi di grassi malsani (olio di palma o burro), carne rossa, cibi lavorati, zuccheri e grandi quantità di proteine (principalmente da carne rossa) e carboidrati (biscotti, pane bianco, riso, patatine fritte, ecc.) il tuo corpo ne soffrirà a lungo termine.

La maggior parte dei tumori sono il risultato di cattive abitudini alimentari, mancanza di attività fisica, aria inquinata e così via. La dieta mediterranea aiuta a ridurre il rischio di tumori come il cancro del colon-retto, gastrico e al seno. L'elevato apporto di verdura, frutta e cereali integrali svolge un ruolo importante nel mantenerti sano e in buona forma.

Le donne che seguono questa dieta (e usano olio extra vergine di oliva) hanno un rischio di cancro al seno inferiore del 62%; studi mostrano.

La dieta mediterranea può aiutare con ansia e depressione

Quasi tutti hanno sperimentato depressione occasionale (a causa di stress, problemi in famiglia o lavoro).

La depressione è una persistente perdita di entusiasmo e divertimento nel fare attività che una volta ti piaceva fare. Disperazione, letargia, disinteresse, disturbi del sonno sono solo alcuni dei sintomi della depressione.

L'ansia, d'altra parte, si manifesta spesso con nervosismo prima di eventi significativi, parlare con le persone e incontrarne di nuove, uscire, paura delle discussioni, paura di sbagliare. Palmi sudati, intestino irritabile, pensiero eccessivo, mancanza di sonno e bassa autostima sono solo alcuni dei sintomi.

Gli psicologi affermano che dieta e salute mentale sono strettamente collegate. Gli alimenti con ingredienti sani possono migliorare seriamente la tua salute generale, compresi i livelli di energia e lo stato mentale.

Se eviti cibi trasformati ricchi di grassi malsani, cibi industriali, precotti e zuccheri, assisterai a cambiamenti significativi in ogni aspetto della tua vita.

Il cambiamento dello stile di vita (nuove abitudini alimentari e attività fisica) può migliorare i sintomi di depressione e ansia. Il cibo fresco, sano e di qualità influisce sull'umore e aumenta i livelli di **serotonina** (ormone della felicita). Quando si aggiunge l'attività fisica, la depressione diventa meno grave. Naturalmente, devi cercare l'aiuto professionale di un terapeuta, ma un cambiamento nella tua dieta potrebbe portare solo a cambiamenti positivi.

Questa dieta colpisce anche il sistema immunitario, che è uno dei principali fattori di rischio di depressione.

La dieta mediterranea previene anche le infiammazioni. La maggior parte dei batteri è alimentata da zuccheri e nutrienti alimentari trasformati. Quando fornisci al tuo corpo cibo fresco, pesce, frutta secca, olio d'oliva e farro, cous cous, avena, stai riducendo-eliminando il rischio di infiammazione.

Quando il tuo corpo è ad alto rischio di infiammazione, è più incline alla depressione. Secondo gli studi pubblicati su The Journal of Clinical Psychiatry, le persone depresse hanno un rischio maggiore del 46% di malattie infiammatorie nel sangue.

La dieta mediterranea è ricca di cibi antinfiammatori: olio d'oliva, verdure a foglia verde, frutta secca, merluzzo, acciughe, sgombro, frutta fresca sono solo alcuni degli alimenti che combattono l'infiammazione.

Alimenti come farine troppo fini, carne rossa, cibi industriali, precotti, cibi fritti, bevande gassate analcoliche, zuccheri sono invece da evitare, non solo perché non sono salutari, ma perché sono noti per le loro proprietà infiammatorie.

Conclusione

Grazie per essere arrivati alla fine. Nel mondo delle diete, ci sono molti modi per raggiungere gli obiettivi di perdita di peso che ti sei prefissato. Uno dei più popolari è il digiuno intermittente. Questa dieta aiuta ad aumentare il metabolismo, serve come soppressore dell'appetito e fa sentire più energici durante il giorno.

Ecco alcuni consigli per aiutarvi a ottenere questi benefici senza sperimentare tutti gli effetti collaterali negativi che alcune persone comunemente affrontano:

Assicuratevi di mangiare abbastanza cibo durante l'ora di pranzo. Se non consumate abbastanza calorie, sarà praticamente impossibile per il vostro corpo sentirsi pieno a causa della chetosi. Non morire di fame nel tentativo di perdere peso più velocemente, perché questo può portare a possibili problemi di salute a lungo termine, come calcoli biliari e un battito cardiaco irregolare. Ricorda sempre che il digiuno intermittente non è nemmeno una licenza per mangiare pasti malsani; assicurati che siano nutrienti!

Permettiti di imbrogliare la tua dieta di tanto in tanto. Questo non rovinerà i tuoi progressi o ti porterà fuori dalla chetosi, ma ti permetterà di avere qualche spuntino che potresti aver desiderato in modo specifico. In questo modo, potrai comunque attenerti al programma senza sentirti privato di coccole.

Non abbiate paura di variare il vostro piano alimentare di tanto in tanto. Se siete in viaggio per il fine settimana o avete voglia di qualcosa di diverso, sentitevi liberi di cambiare un po' le cose aggiungendo qualche caloria qua e là. Finché è solo per un pasto, questo non vi farà perdere l'equilibrio, quindi andate avanti e godetevelo!

Infine, se si verificano effetti collaterali negativi durante questo piano di dieta, come stanchezza o frustrazione, basta prendere una pausa per un giorno o due e poi ricominciare quando ci si sente meglio. Sarete stupiti di quanto velocemente vi riprenderete!

GRAZIE

RESTATE SINTONIZZATI...

NUOVE PUBBLICAZIONI IN ARRIVO

CPSIA information can be obtained
at www.ICGtesting.com
Printed in the USA
LVHW011100190821
695673LV00002B/30

9 789918 614042